I0001306

TRAITÉ

DES NÉVROSES DES VOIES DIGESTIVES.

Paris. -- Impr. de MOQUET, rue de la Harpe, 92.

TRAITÉ DES NÉVROSES

DES VOIES DIGESTIVES.

GASTRALGIE ET ENTERALGIE.

PAR **M. VIGNES**,

Docteur en médecine de la Faculté de Paris, chevalier de la Légion d'honneur, médecin des armées, en retraite.

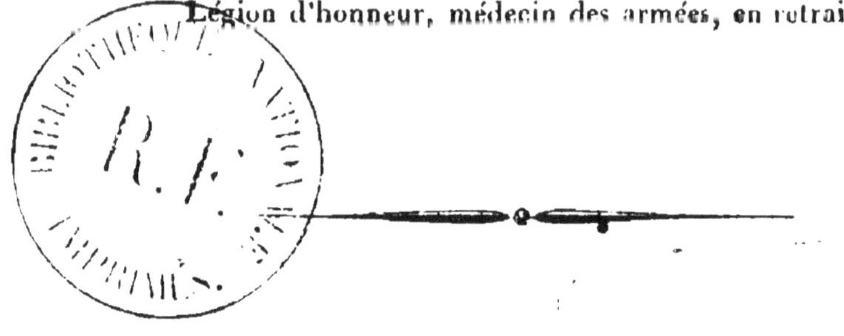

PARIS.

LABÉ, LIBRAIRE DE LA FACULTÉ DE MÉDECINE,

PLACE DE L'ÉCOLE DE MÉDECINE, 5.

AU BUREAU DE LA REVUE MÉDICALE,

16, RUE DU DRAGON.

A BORDEAUX.

LAWALLE, libraire, allées de Tourni, 52.

L'AUTEUR, rue du Vauxhall, 6.

1851

AVIS DE L'ÉDITEUR.

Nous publions aujourd'hui sous le titre de *Traité des névroses des voies digestives : Gastralgies et entéralgies*, un livre qui trouvera, ce nous semble, sa place vide dans la science moderne.

M. le Dr Vignes, déjà honorablement connu dans le monde médical pour des ouvrages estimés à juste titre, a résumé dans celui-ci tout ce qu'une longue pratique tant civile que militaire lui a fourni d'occasions heureuses pour étudier cet ordre de maladies, trop négligées encore aujourd'hui dans la médecine.

Depuis plus de quarante ans que l'auteur est à l'œuvre d'observation, on peut dire que, graces aux principes de la bonne Doctrine, le système inflammatoire obligé et la thérapeutique antiphlogistique de rigueur est passé sans l'atteindre.

Élève du professeur Alphonse Leroy, M. Vignes apprit de bonne heure, que toute douleur épigastrique ou abdominale n'est pas signe d'inflammation interne, comme toute espèce de toux et de dypsnée n'est pas signe de phthisie, mais bien souvent le symptôme d'une affection nerveuse des voies digestives. Il n'en fallut pas davantage pour sauver le jeune médecin du torrent systématique qui entraîna ses condisciples d'abord et ses confrères ensuite.

En 1829, exerçant, dans le pays de *Caux* en Normandie, où les gastralgies peuvent être considérées comme endémiques, l'auteur put vérifier à loisir l'enseignement du maître et procéder à la recherche d'un traitement qui fût conforme à la nature de la maladie qu'on avait trop systématiquement méconnue jusque là.

Sans s'être jamais connus, Barras et M. Vignes se sont rencontrés pour combattre la pathologie physiologique et la méthode des antiphlogistiques, comme contraires toutes les deux à l'essence morbide des névroses gastro-intestinales.

Mais Barras, satisfait de la victoire qu'il remporta sur les théories de l'inflammation, se contenta d'en signaler l'erreur et d'établir, pour tout traitement de ces névroses, le Régime opposé à celui que préconisait le physiologisme.

M. Vignes, au contraire, peu flatté d'une victoire négative et raisonnant comme nos pères, ne crut pas qu'un seul changement d'alimentation pût guérir une maladie véritable et s'attacha, tout en conservant le Régime tonique et fortifiant de Barras, à chercher, dans la pharmacologie proprement dite, un médicament qui lui parût héroïque contre ces affections si douloureuses et pourtant si négligées. Le livre que nous publions vient nous dire que le médicament est trouvé.

Il y a donc cette différence entre l'œuvre de M. Vignes et celle de Barras, ressemblantes d'ailleurs dans leur partie critique, c'est que Barras, en voyant les résultats apparents d'un simple changement de diète chez les malades en est arrivé à affirmer l'*inutilité* et même les *inconvénients* d'un traitement médical, tandisque M. Vignes, plus rationnel dans sa thérapeutique, vient affirmer *la nécessité* de ce même traitement. Pour lui donc l'aliment nourrit, le médicament seul guérit. On comprend, que, partant de ce principe de distinction positive méconnu par Barras, M. Vignes devait chercher un médicament jusqu'à ce qu'il l'eût trouvé.

Environ 40 observations choisies dans une si longue carrière viennent prouver abondamment que la médication de M. Vignes peut entrer dans la pratique médicale, sans subir d'autres épreuves. Cependant, l'auteur la recommande en toute confiance aux confrères qui désespèrent de la guérison de ces névroses, dont on abandonne en vérité trop facilement les victimes à leur malheureux sort, sous prétexte qu'on peut vivre longtemps avec elles ; mais, selon M. Vignes, le médecin doit faire tout ce qui est en lui, pour que vivre ne soit pas synonime de souffrir.

Avant de se décider à faire imprimer son ouvrage, M. le Dr Vignes crut devoir en envoyer le manuscrit à la *Revue médicale* de Paris, dont il partage les principes. Voici quelques passages de la réponse que lui fit l'un des rédacteurs chargé de l'examen :

« Ma pensée est que votre travail sera utile, et que vous devez persister dans la résolution de le publier... Ne verriez-vous pas avec plaisir, avant cette publication, quelques unes de vos observations, à notre choix, reproduites dans le journal ? (Sur la réponse affirmative de M. Vignes, il fut inséré trois observations dans le cahier du 15 février 1851). Le rédacteur de la *Revue médicale* terminait sa lettre par ces lignes :

« La partie scientifique en est bonne : on y voit un observateur qui sait observer et un esprit qui interprète juste : la thérapeutique y est nouvelle ou au moins renouvelée des anciens, ce dont je vous félicite spécialement. Votre traitement a ses garanties dans les résultats que vous rapportez avec une simplicité qui a tous les caractères de la vérité. »

TRAITÉ

DES NÉVROSES

DES VOIES DIGESTIVES.

—

Gastralgies et Entéralgies.

CONSIDÉRATIONS GÉNÉRALES.

La médecine étant sans contredit une des branches les plus importantes de la philosophie pratique, comme le voulaient nos anciens auteurs, ne s'enrichit à ce titre que par des observations nombreuses, lesquelles, comparées avec discernement, peuvent seules conduire le médecin à des connaissances exactes. C'est par l'observation, en effet, ou en d'autres termes, par l'étude attentive des maladies considérées en général et en particulier que le Père de la médecine, notre maître

Hippocrate, a pu s'éleverjusqu'à ces propositions qui, devenues Aphorismes dans la science, font depuis des siècles l'admiration de l'esprit humain.

Mais cette méthode antique, que les temps n'ont fait que confirmer, a été attaquée à différentes époques par les hommes à système qui ont présenté en place des théories et des hypothèses propres à détourner les praticiens et à les entraîner aux erreurs les plus graves.

De nos jours même la médecine véritable, égarée par un système trop exclusif, a fait fausse route; mais elle revient sur ses pas et elle marche déjà de nouveau dans sa force, et vers cette perfection qui lui est assurée, dans la voie des traditions saines que nous a laissées la Doctrine hippocratique. Toutes les conquêtes modernes de la science et de l'art sont utilisées par elle; et de la physiologie jusqu'à la chimie, en passant par l'hygiène, toutes les branches de la médecine enfin viennent fournir leur contingent au praticien qui a conservé le culte de la doctrine qui brave les temps critiques et les systèmes subversifs.

Ce qui nous a déterminé à l'étude positive des névroses intestinales, c'est, avec l'intention que nous avions de faire entrer ces affections dans le cadre de la science hippocratique, la remarque que nous avons faite du petit nombre d'auteurs qui en ont traité *ex professo*. Les rares ouvrages qui existent sur cette maladie trop commune de nos jours datent du siècle et des pays où l'on écrivait en latin. Or cette langue, il faut le reconnaître, devient tous les jours de moins en moins familière. Galien, Celse, Boerhaave, Dehaen son disciple, Hoffmann, Tissot, Zimmermann, nous ont laissé des livres qui tous laissent quelque chose à désirer au médecin qui voudrait voir utilisés les progrès récents qu'a faits incontestablement cet art depuis le siècle dernier.

En résumé, les névroses de l'estomac et des voies digestives sont peu ou point connues aujourd'hui, et le nom de gastrite et de gastro-entérite que leur a donné l'autorité d'un trop célèbre systématique ne vient, selon nous, que confirmer ce que nous voulons faire comprendre en disant que ces affections sont peu connues aujourd'hui.

Nous ne voulons pas croire que ce soit à raison des difficultés à leur trouver un traitement efficace que ces affections ont été négligées. La phthisie, le cancer, etc., n'ont pas encore de remède, et les études de ces cruelles maladies produisent à elles seules plus de volumes que toutes les autres ensemble. Règle générale, au contraire, le zèle des auteurs est stimulé par la difficulté thérapeutique; autant le praticien aime peu à soigner les malades qui ne lui offrent pas l'espoir de la guérison, autant les écrivains recherchent les maladies dont on n'a pas encore trouvé la cause ou découvert l'heureuse médication.

Je crois avoir trouvé la cause des gastralgies, je crois en avoir découvert le remède. Les 40 observations qui suivent témoignent que nous ne nous faisons pas illusion. Les soulagements immédiats que nous avons retirés de notre méthode thérapeutique qui consiste dans l'administration variée des médicaments Aromatiques et Calmants, et le grand nombre de guérisons que nous avons vues en être le résultat incontestable, prouveront aux praticiens qui voudront répéter nos expériences dans le ressort de leur clientelle, qu'il est inutile aujourd'hui de se faire d'autres idées sur cette classe de maladies, et d'autre médication que celle que nous proposons pour les combattre.

Quand, il y a 50 ans, j'arrivai à Paris pour faire mes études médicales, déjà les noms de *gastralgie* et d'*entéralgie* étaient devenus très rares ; jamais dans les cours de la Faculté, jamais dans les leçons cliniques qu'on nous faisait dans les hôpitaux où je fus attaché, je ne pus me convaincre que d'une chose, c'est que les gastralgies et les entéralgies étaient devenues un objet d'*érudition*, en d'autres termes, qu'on n'en parlait que pour mémoire et qu'elles avaient disparu de la science courante.

Je n'en donnerai d'autre preuve que le fait historique de feu le Dr Barras qui fut atteint de cette névrose et qui en souffrit pendant dix ans, au milieu des vaines ressources que purent lui offrir les méthodes physiologiques en vogue à cette époque. Les antiphlogistiques de toute sorte, le régime et la diète la plus sévère l'avaient réduit, comme il le dit lui-même, à l'état de marasme sans alléger le moins du monde ses souffrances continues. Le docteur Fouquier seul le désabusa d'un mot en changeant la direction de ses idées: *Vous avez une gastralgie*, lui dit-il, *et rien de plus.* Ce fut un trait de lumière. De cette dénomination nouvelle ou renouvelée des anciens sortait une thérapeutique nouvelle tout entière; mais M. Fouquier n'indiquant aucun médicament, Barras ne corrigea que le régime diététique qu'il s'administra dès lors plus riche et plus abondant, et réchappa de la sorte au sort qui l'attendait infailliblement au bout de la médication antiphlogistique selon Broussais et ses dignes disciples.

Je ne rapporte ce fait que pour démontrer l'état de désuétude où, par le fait du système qui s'épuise heureusement tous les jours, était tombée la connaissance nosologique des névroses en général et de celle des voies nutritives en particulier.

Si Barras, complétement dégagé des préjugés de l'école à laquelle il avait longtemps sacrifié, avait pris le contrepied de la thérapeutique à la mode dont il s'était si mal trouvé, il serait sans aucun doute arrivé naturellement à la médication que nous recommandons aujourd'hui; l'expérience sur lui-même l'eût encouragé à la poursuivre sur ses nombreux malades, et notre recette infaillible des aromatiques et des opiacés nous eût précédé de 25 ans au moins. Du même coup, les méthodes antiphlogistiques avec leur cortége des saignées générales, des sangsues à l'épigastre, de la diète absolue et des boissons délayantes et plus ou moins mucilagineuses eussent été autrement attaquées que par un changement de régime nutritif qui n'atteignait que l'hygiène. Nul n'a contribué comme Barras à la décadence du système de Broussais, ainsi que tous les organes de la presse médicale se sont plus à le reconnaître l'an passé en annonçant sa mort ; mais Barras pouvait mieux faire ; s'il avait formulé la thérapeutique que nous indiquons, nul doute que la chute du système funeste de l'irritation n'eût été avancée d'un quart de siècle. Barras, en un mot, n'a rempli que la moitié de l'œuvre qui lui était réservée.

C'est beaucoup moins l'honneur de faire ce que n'a pas fait notre prédécesseur, que la pensée de soulager l'humanité de ces névroses, qui nous fait publier aujourd'hui nos observations et la méthode qui les résume en science. Le despotisme physiologique est passé ; nous n'avons rien à abattre ; le tyran est tombé lui-même ; mais il a laissé les médecins et la médecine dans cet état d'incertitude qui est le propre des époques de transition. Il n'y a plus de système, et il n'y a pas encore de doctrine ; nous sommes là comme en suspens, attendant un guide qui nous mène à la vérité en nous tirant de l'erreur que nous avons déjà reconnue. Nous apportons notre petit contingent à la science ; nous n'avons pas de plus haute prétention ; mais nous apportons un remède à l'homme qui souffre, ceci satisfait mieux notre amour propre.

On voudra savoir comment je suis arrivé à la connaissance des Gastro-Entéralgies et à leur trouver une sorte de spécifique. Il faut remonter un peu haut pour répondre à cette question. Les découvertes, si on nous pardonne ce mot, tiennent à très peu de chose dans leurs principes ; nous venons d'en voir une preuve dans le fait de Barras. Or, nous avons eu pour maître le célèbre professeur Alphonse Leroy, et nous n'avons jamais oublié les leçons dans lesquelles, cherchant la distinction des symptômes propres à la phthisie pulmonaire, il nous enseignait à ne pas les confondre, comme cela a trop souvent lieu, avec les symptômes qui ont leur source dans une affection nerveuse de l'estomac ou des premières voies de la digestion. Vous les reconnaîtrez *a posteriori*, ajoutait le professeur, quand vous ne l'aurez pu faire plus tôt, à l'effet que produisent les médications les plus innocentes. Les potions adoucissantes et aqueuses, les sirops pectoraux, les recettes béchiques sont bien indiqués pour les symptômes morbides des voies respiratoires; mais elles sont contraires aux douleurs nerveuses qui ont leur siége dans l'organe gastrique. Ici ce sont, nous disait-il, les infusions aromatiques qui produiront les meilleurs effets.

Voilà l'origine de toute notre théorie. Un peu de réflexion sur cette idée féconde, la vérification expérimentale que nous en a fournie une longue pratique, il n'en faut pas davantage. Nous serons heureux si, sur cette explication, la critique nous ravit notre découverte pour l'attribuer à notre vénéré maître Alponse Leroy. Puisse le témoignage public que nous payons à son haut savoir et à ses parfaites leçons lui être aussi agréable qu'il nous est doux à nous-même!

Le premier cas de névrose gastrique que nous ayons eu à traiter, celui de la jeune personne qui fait l'objet de notre première observation, l'a été entièrement par la formule simple que nous indiquait à ce propos Alphonse Leroy.

Il avait en grande estime la mélisse odorante. C'est avec les infusions répétées de cette mélisse, amie de l'estomac, comme il l'appelait lui-même, que nous avons soigné et guéri notre première malade, il y a 47 ans passés. Sur les bons effets que je recueillis de cette plante aromatique, la pensée me vint de mettre en œuvre d'autres simples de cette espèce; enfin j'ai varié les infusions des plantes, et je suis arrivé à la potion qui a défrayé, à peu de chose près, toute la pharmacopée de ma pratique : à savoir, l'eau distillée ou l'infusion de mélisse, de menthe, de sauge et le sirop diacode. Tel est le médicament qui m'a servi et réussi, comme on s'en convaincra par les premières observations que je rapporte avec toute la fidélité requise par la science.

Depuis la découverte de la morphine, et la préparation du sirop qu'en a fait l'officine, j'ai trouvé quelque avantage pour la promptitude des effets à obtenir, à substituer ce sirop à celui de diacode ; mais le principe étant le même dans l'une et l'autre de ces préparations, nous ne voyons rien qui change nos convictions et notre doctrine touchant la nature du mal qui va faire la matière de notre traité.

Nous avons assez dit dans le cours de ces quelques

considérations préliminaires, pour faire comprendre la doctrine qui a toutes nos sympathies, et de laquelle relèvent tous nos travaux. L'épreuve du présent nous eût encore plus attaché au passé s'il est possible. Nous aimons la médecine qui raisonne le mal sur la vie bien plus que celle qui veut voir les traces de la maladie sur la mort. Nous croyons que les observations, interprétées par l'intelligence, sont la matière première de la médecine positive et pratique. C'est ce qui expliquera à nos lecteurs la division littéraire de notre volume.

Les observations avant, la thérapeutique ensuite, la science et la doctrine à la fin, comme conclusion de l'œuvre et moyen de la mener à cette unité qui doit être le but suprême de tout écrivain convaincu de sa méthode et qui veut l'enseigner fructueusement aux autres.

Dans ma longue carrière tant militaire que civile, j'ai eu l'occasion de recueillir un grand nombre de faits intéressants. Tout étrangers qu'ils soient à l'objet principal de mon ouvrage, j'en ai ajouté quelques uns qui sont tous de la même espèce *sur l'indispensable nécessité des vomitifs* dans quelques cas. J'ose espérer que l'intérêt pratique qu'ils offrent aux praticiens les fera accueillir comme *Appendice* de nos observations. Nous les recommandons à l'attention de nos confrères, parce que les vomitifs, dans les neuf cas que je rapporte, ont sauvé la vie aux neuf individus qui en font le sujet.

PREMIÈRE OBSERVATION.

Mlle Louis est âgée de 16 ans, d'un tempérament un peu lymphatique et d'un caractère très doux; élevée à la campagne et n'ayant jamais eu de maladie, elle commença à éprouver les premiers symptômes de la gastralgie au bout d'un an de séjour à Paris. Les douleurs n'étant ni intenses ni continues, on n'y fit pas grande attention. D'ailleurs, la santé générale n'en était pas altérée, et les règles continuèrent avec leurs apparitions normales. La nourriture qu'elle prenait n'était peut-être pas aussi substantielle que chez ses parents.

Graduellement la douleur épigastrique s'étendit et devint plus fréquente, l'appétit fut très variable, tantôt nul, tantôt très pressant, et les repas furent suivis de malaises de jour en jour plus prononcés; la langue était légèrement rouge vers la pointe, mais pas de signe d'inflammation intérieure, pas de soif. Dans cet état de souffrance, la jeune malade redoutait le travail de la couture dont elle faisait l'apprentissage, et la tristesse s'emparait du moral jusqu'à la faire pleurer sans cause.

A cette époque (1808) je revenais du service militaire de la marine; et devant séjourner quelque temps à Paris, les circonstances me firent loger dans la maison où demeurait cette malade; on la recommanda à mes soins et j'en fis l'objet de mon étude. Déja commençait à se manifester cette petite toux caractéristique d'un état nerveux que l'on attribuait à une altération des voies pulmonaires à son début ; un confrère de mes amis qui l'examina me fit part de ses craintes à cet égard ; mais un entretien que j'eus avec la jeune personne me rassura complétement sur ce point, et je pus faire passer la confiance de mon diagnostic dans l'esprit de la malade, effrayée elle-même de cette toux, qu'elle croyait le prélude de la phthisie.

Son état général et local enfin me rappela les leçons de notre professeur Alphonse Leroy, et je fus certain dès lors que j'avais à traiter un de ces cas d'affection nerveuse gastrique pour lesquels il recommandait spécialement l'usage des aromatiques en infusion, et je débutai, non sans une sorte de timidité que l'on comprendra si on songe que c'était peut-être la première malade de ma pratique civile, et que les ouvrages qui traitent de cette affection sont fort rares ; d'autre part, les idées de l'irritation partout et toujours commençaient à poindre dans la médecine, et j'avais quelque pudeur à paraître en retard lorsque tout retentissait du progrès qu'allait faire la science.

Néanmoins j'ordonnai l'infusion de mélisse et au bienfait qui en résulta je m'avançai jusqu'à la formule de la potion suivante.

R.	Eau commune	60 grammes.
	Eau distillée de mélisse	30 gram.
	Sirop diacode	30 gram.

à prendre en deux fois dans la journée.

Cette potion fut répétée quelques jours de suite; mais dès les premières doses le malaise diminua et le mal me parut si directement atteint que j'aurais prédit une guérison certaine à bref delai. Le résultat vint en effet confirmer mon attente au bout de la quinzaine. J'eus le soin de continuer la potion en éloignant les prises et en diminuant la quantité. Ainsi ce que j'appelais encore alors irritation nerveuse de l'estomac, faute du nom de *Gastralgie*, qui ne m'était pas aussi familier et qui en vérité ne l'était pas davantage dans les livres ni dans les cours de la science d'alors, fut combattue avec succès par la potion aromatico-calmante que j'administrai durant un laps de temps qui ne dépassa pas quinze jours : mes notes font foi à cet égard.

Je rentrai au service militaire en qualité de médecin dans la grande armée d'Allemagne. 18 mois après, traversant Paris, pour me rendre en Espagne, j'eus le plaisir de voir la personne qui fait le sujet de cette observation, et j'appris que sa santé n'avait pas subi de rechute. Mais en 1814, après le licenciement des armées, je revins à Paris et je sus que l'affection nerveuse s'était montrée par intervalles. La même potion produisit le même succès.

Devenue madame T., Louise eut occasion de voyager pour son agrément; on m'a dit que ma formule était une des précautions qu'elle ne négligeait jamais de prendre pour les accidents possibles de la maladie qui l'avait tant fait souffrir.

Enfin, pour terminer cette observation, rare par les circonstances qui la caractérisent, je dois dire que dix ans après, et à la suite d'une fièvre pernicieuse, la névrose gastrique se renouvela et même se compliqua d'une céphalalgie intermittente qui menèrent madame T. aux portes de la mort. Le sort voulut que je fusse encore assez près de Paris pour être appelé à lui rendre mes soins; j'eus grand peine à savoir laquelle de ces deux névroses était la cause originelle de l'autre; la céphalalgie était encore plus insupportable dans ses accès que la gastralgie; néanmoins je me décidai, en tenant compte du passé, à combatre par une double indication diagnostique les deux affections à la fois. Je prescrivis donc simultanément le sulfate de quinine à haute dose et la demi-potion que nous avons donnée plus haut. Le dernier accès de céphalalgie avait ôté jusqu'à la raison à madame T., et les forces physiques épuisées par la longueur et la violence des souffrances, nous firent craindre qu'elle ne restât dans ce dernier assaut.

Enfin l'ordonnance fut exécutée, et le soin particulier que je mis à en surveiller personnellement l'administration répétée aidant, madame T. se releva de cet accès, comme par l'effet d'une médication héroïque; et la convalescence la conduisit à la santé dont elle a constamment joui depuis cette maladie, il y a aujourd'hui trente ans de cela.

Nous ne prétendons pas nous dispenser de les décrire; mais les observations qui vont suivre ont toutes la plus grande analogie. Nous avons donné celle-ci avec tous les détails nécessaires, afin d'en pouvoir sous-entendre quelques uns, dans celles que nous allons décrire ci-après. Quand on est obligé de répéter pour la science, la politesse veut au moins qu'on abrége les répétitions; c'est ce que nous avons voulu faire en donnant une fois pour toutes les développements convenables qui nous dispensent d'y revenir.

DEUXIÈME OBSERVATION.

Mme K., 24 ans, tempérament lymphatico-sanguin comme la plupart des femmes normandes, délicate, quoique bien développée, souffrait d'une gastralgie dont elle faisait remonter l'origine à l'âge de 15 ans, époque de sa puberté. Voici les signes diagnostiques de son état quand elle vint me consulter pour la première fois : la langue était légèrement rosée à sa pointe; pas de soif comme cela a lieu dans les inflammations de l'estomac; une douleur continue dans la région épigastrique avec un sentiment local de pesanteur après le repas, qui pouvait parfois amener l'état de défaillance général.

On avait remarqué qu'une tasse de thé précipitait la digestion, et dissipait momentanément le malaise. L'appétit était parfois absent, parfois très impérieux, mais la plus petite nourriture prise l'apaisait. La constipation était opiniâtre, et ajoutait encore à la tristesse qui accablait la malade que rien ne pouvait intéresser à la vie. Les pieds, constamment froids, comme il arrive règle générale en pareil cas, ne s'échauffaient qu'avec la plus grande difficulté. Dans les jours de répit bien rares que lui laissait la douleur, la jeune dame présentait un contraste qui faisait vivement regretter que la santé ne fût pas son état ordinaire.

Dans les premiers temps, je me contentai d'ordonner la tasse de thé après le manger ; mais le véritable succès que je venais d'obtenir dans l'observation précédente m'encouragea, vu l'analogie du cas, à ordonner la potion aromatico-calmante dont je m'étais si bien trouvé. Ainsi donc 30 grammes d'eau distillée de mélisse et autant de sirop diacode dans 60 grammes d'eau commune à prendre deux ou trois fois dans les 24 heures produisirent d'abord le calme dans la souffrance, et bientôt après la guérison réelle de la maladie.

La position de madame K. ayant beaucoup changé par suite de contrariétés et de malheurs qui vinrent l'accabler coup sur coup, la jeune femme se rendit à Paris, espérant y vivre sans humiliation du travail de ses mains. Mais là, les chagrins renouvelèrent l'affection, et à peine avait-elle les moyens de se donner la potion qui lui avait été si efficace. L'amitié vint à son aide ; mais la pensée que c'était la charité qui lui procurait ce qui lui était si nécessaire ôta beaucoup à l'effet que nous devions attendre promptement de la médication ; néanmoins elle guérit, et j'ai appris que quelque temps après elle avait succombé à une maladie complétement étrangère à celle que j'avais traitée.

Les gastralgies, par je ne sais quelle déplorable insouciance, sont comme les céphalalgies et les migraines ; le médecin reçoit tous les jours des personnes qui viennent se plaindre de ces affections qui font souffrir la bonne moitié de l'humanité, et le médecin se contente d'ordonner la patience, comme si on lui parlait de maladies qui fussent étrangères à la médecine. Je fis longtemps comme mes confrères ; mais, à dater de cette deuxième observation, mes idées se fixèrent sur les névroses gastriques, et je me promis d'en faire l'étude particulière de ma carrière médicale. Je me suis tenu parole, et j'en publie la preuve aujourd'hui. Puisse mon ouvrage produire le changement que j'en espère sur les médecins, je suis assuré du bienfait que ma méthode doit produire sur les malades.

TROISIÈME OBSERVATION.

Une femme de 60 ans, concierge dans une maison que j'habitai quelque temps à Paris, ne tarda pas à venir me consulter dès qu'elle sut que j'étais médecin.

Voici l'historique de son état : elle paraissait avoir été douée d'un tempérament lymphatique ; depuis l'âge de 20 ans, me dit-elle, j'ai, sauf quelques moments de repos passager, toujours souffert du creux de l'estomac ; souvent les douleurs ont été si vives, si déchirantes qu'elles m'ont menée jusqu'au désespoir. Du reste, mêmes symptômes que dans les cas précédents, y compris le dégoût de toute sorte de travail et l'affaissement du moral. En vieillissant, la souffrance, soit que la pauvre femme s'y fût habituée, soit qu'elle eût perdu de son intensité, devenait plus supportable.

Elle avait consulté des médecins par douzaines ; un seul entre tous, prenant son mal au sérieux, lui avait ordonné une potion *du bon Dieu*, disait-elle, qui l'avait tant soulagée qu'elle en bénissait encore le nom ; mais ce médecin avait disparu et elle ne savait pas la formule de la potion. Autant elle avait conservé de reconnaissance pour celui-ci, autant elle se rappelait avec aversion un autre médecin qui lui avait fait appliquer des sangsues à l'épigastre, lesquelles lui avaient produit une terrible exaspération de souffrance. La pauvre femme avait remarqué, dans sa longue expérience, que les tisanes délayantes et les applications locales émollientes n'avaient fait qu'augmenter le malaise.

Prenant tous ces souvenirs en considération, voyant d'ailleurs tous les signes positifs d'une névrose gastrique, je donnai à la malade une ordonnance de la potion aromatico-calmante, l'eau de menthe remplaçant l'eau de mélisse, mais les proportions du reste étant les mêmes. Une heure après la première prise, je vis arriver dans mon appartement cette bonne vieille se confondant en remercîments et voulant à tout prix que je connusse au moins le médecin qu'elle avait perdu, si je n'étais ce médecin lui-même. Je lui assurai que je n'avais l'honneur ni de l'un ni de l'autre, et que j'étais très heureux de l'avoir soulagée. Vous m'avez guérie, monsieur, s'écriait-elle; d'ailleurs, je ne m'y trompe pas, la potion que j'ai prise me rappelle toutes les qualités de celle qui m'a fait tant de bien il y a trente ans.

Je coupai court aux politesses de la vieille dame, et comme je devais partir sous peu de jours de la capitale, je lui recommandai de ne pas perdre ma formule et d'en user convenablement lorsque les douleurs épigastriques reparaîtraient. C'était sans doute une recommandation inutile. Je ne l'ai plus revue.

Si cette bonne femme avait vu dès les premieres atteintes de gastralgie un médecin qui l'eût tenue à l'observance des plus simples règles de l'hygiène à l'usage des aromatiques légers et des opiacés dans la mesure de notre formule, nul doute pour nous qu'elle ne se fût délivrée de bonne heure de l'affection qui avait fait le tourment de son existence. Notre expérience est là pour dire aux praticiens qui pensent que la nature sans la médecine peut guérir cette maladie, que la nature use très rarement de son pouvoir et qu'il faut presque toujours que l'art vienne aider la nature médicatrice pour vaincre ces névroses.

Cette 3e guérison détermina notre résolution dans la carrière : à partir de ce jour, en effet, nous n'hésitâmes plus à croire que nous possédions, sinon un spécifique, au moins un agent direct pour combattre cette espèce de maladie que les doctrines physiologiques méconnaissent dans sa nature, et que les antiphlogistiques exaspèrent dans tous ses symptômes.

QUATRIÈME OBSERVATION.

Mademoiselle Guirsa, femme de chambre à ...., est âgée de 23 ans ; d'un tempérament nervoso-sanguin et d'un embonpoint au dessous du médiocre. Dès l'âge de quinze ans, époque de sa première menstruation, elle éprouva des douleurs à l'épigastre, qui n'ont fait depuis que s'accroître en étendue et en intensité ; c'étaient, parfois, des crises si violentes qu'elles provoquaient des attaques de syncopes : quelques jours de répit suivaient ces paroxismes de la souffrance, et la jeune fille reprenait son travail avec un courage surprenant.

Devenue directrice d'un établissement de bains dans un des plus riches quartiers de Paris, et se trouvant tous les jours en rapport avec des médecins, elle leur fit part de ses douleurs épigastriques ; mais les moyens qui lui furent signalés n'étaient pas nouveaux; quelques-uns, comme le thé ou l'infusion de fleurs de tilleul, furent répétés avec quelque bénéfice; les autres ne firent qu'aggraver le mal : c'étaient ceux qui venaient de cette thérapeutique antiphlogistique, à laquelle on voulait que toutes les affections fussent soumises à cette époque.

La connaissance de madame T., sujet de notre première observation, lui valut mieux, sans contredit; car elle se décida, sur ses conseils, à venir nous consulter. Nous n'eûmes pas de peine à reconnaître, dans le cas de mademoiselle Guirsa, une affection nerveuse des premières voies digestives. Les mêmes symptômes, en effet, que dans les exemples précédents devaient indiquer la même maladie. Elle n'avait pas l'air de croire à notre promesse, quand nous lui assurions qu'elle serait promptement soulagée et probablement guérie : elle avait été tant de fois trompée dans ses espérances, sous ce rapport!

Enfin, bref, mademoiselle G. emporta la formule, et prit la Potion à l'eau distillée de menthe et au sirop diacode, et le remède fut encore ici d'un effet héroïque. Elle se crut guérie dès le deuxième jour qu'elle en faisait usage; mais je lui avais fait la recommandation de ne pas suspendre pendant une huitaine de jours, quelle que fût l'amélioration de son état. Mon conseil fut suivi.

Les malades guéris sont très oublieux en général; mais celle-ci était d'ailleurs très occupée : les soucis de son entreprise aidant, mademoiselle G. négligea notre ordonnance, et quelques mois après elle éprouva une telle rechute qu'elle dut suspendre ses travaux, prendre le lit et m'envoyer cherc er avec prière d'accourir pour lui donner mes soins. *Arrivez vite*, nous cria-t-elle en entrant, *mon corps se déchire et se sépare en deux*. Nous avons remarqué que c'est là l'expression de la plus grande souffrance dans cet ordre d'affections. Au lieu de perdre du temps en questions inutiles, j'écrivis la formule de la potion :

Eau commune	60 grammes.
Eau de mélisse	30 —
Sirop diacode	30 —

A prendre d'un seul trait, et j'en voulus attendre l'effet. Une heure après, le calme se prononça d'une manière non équivoque et je me retirai, ordonnant le plus grand repos possible et promettant de revenir le lendemain matin.

A mon retour, je sus que la nuit avait été très bonne; les douleurs avaient fait place à un sentiment de lassitude générale, qui allait jusqu'au brisement des muscles et à l'inertie complète de l'inervation. J'ordonnai encore une demi-potion pour la journée ; et deux jours après, le mieux s'étant soutenu, je conseillai de la répéter deux ou trois fois dans le courant de la semaine. La malade se releva, reprit ses occupations et revint à la santé, comme j'eus soin de m'en informer. Je sais qu'elle se maria quelque temps après, et j'ai tout lieu de croire que sa névralgie d'estomac fut vaincue pour toujours.

Quelques symptômes légers se montrent par intervalle, mais une légère infusion de menthe ou d'hysope suffit après la Potion pour les dissiper, ainsi que me l'a appris ma longue pratique de ces affections si peu connues et si mal soignées.

CINQUIÈME OBSERVATION.

Madame Pr., âgée de 32 ans, d'une intelligence cultivée et d'une santé naturellement très bonne, a acquis dans de longs malheurs domestiques une disposition nerveuse qui a ruiné ses forces et altéré profondément sa constitution. L'opposition à ses sentiments élevés et tendres qu'elle trouva dans la vie conjugale qui lui fut imposée et qu'elle subit d'abord avec la plus grande résignation, mina son existence jusqu'au marasme. Avec moins de religion, le désespoir d'une alliance funeste l'eût dégagée par la mort de la chaîne indigne qu'on lui avait faite.

Au milieu de tant de douleurs morales, la maternité ne fut qu'un allégement insuffisant : trois couches en trois années la mirent à deux doigts du tombeau. elle ne vivait pas, elle languissait. La fortune et la prospérité des affaires de son mari ne la dédommageaient pas des sentimens qu'elle aurait voulu mettre dans son cœur. Bref, madame Pr. se mourait tous les jours de chagrin, et le chagrin avait développé un état nerveux de l'estomac qui joignait la souffrance physique aux douleurs les plus profondes de l'âme affligée.

Il n'est pas dans notre dessein de tracer l'histoire des malheurs qui ont conduit madame Pr. à l'état où nous la trouvâmes lorsque nous fûmes appelé heureusement à lui donner nos soins; et pourtant la médecine aurait le droit d'intervenir dans ces contrats où on ne l'appelle pas avant que le mal se produise, mais où on l'invoque après, lorsque le mal est fait, et que le remède qu'elle peut fournir trouve une nature altérée et sans énergie suffisante pour l'utiliser.

Lorsque je vis Mme Pr. pour la première fois, elle était traitée pour une phthisie tuberculeuse du poumon gauche, à sa première période. Une petite toux fréquente en était regardée comme le symptôme positif. La dame se plaignait bien du creux de l'estomac, elle avait beau dire qu'elle ne souffrait que de cette region, les médecins passaient outre et interprétaient les douleurs locales comme des accidents dépendant de l'altération pulmonaire. Envoyée seule avec ses enfants à la campagne durant la belle saison, la malade revint un peu rétablie; mais la vie qu'elle reprenait à l'automne lui renouvela tous ses malaises. Le moral soufflait sur le physique avec tant de puissance chez cette dame que nous sommes persuadé de son rétablissement sans le secours de la médecine si on l'avait soustraite au dégoût que lui inspirait à bon droit son mari, et si on l'avait rendue en même temps à l'amour qu'elle avait pour ses chers enfants.

Les circonstances amenèrent bien une séparation reconnue nécessairs par tous ceux qui s'intéressaient à la famille; mais on ne ne lui laissa pas ses enfants, et la maladie poursuivit son cours.

Quand j'eus la direction médicale de cette intéressante malade, je dus établir mon diagnostic pour en déduire le traitement le plus convenable. Mme Pr. gardait le lit depuis plusieurs jours; l'épigastre ne supportait pas la pression la plus légère, la langue était rouge vers sa pointe et la soif était nulle, l'appétit éteint déjà depuis longtemps. La douleur s'étendait vers l'hypochondre droit et dénotait la participation du foie à l'affection nerveuse. L'abdomen aplati n'offre rien de remarquable.

Je dirigeai ensuite mon examen vers la poitrine pour mieux apprécier le caractère pathologique de la petite toux dont j'ai parlé, et je trouvai, comme les confrères qui m'avaient précédé, que la portion du globe supérieur du poumon gauche était sensiblement empâtée; d'ailleurs le décubitus sur ce côté n'était pas supportable; la dyspnée arrivait parfois à l'étouffement et les crachats que la malade cachait avec soin étaient assez fortement rouillés.

Néanmoins, je m'appliquai premièrement à soigner les accidents épigastriques, qui me semblaient devoir être dissipés pour mieux attaquer l'affection pectorale dans son siége et dans ses caractères généraux. L'altération du foie, que je pris selon la mode pour une inflammation, me donna l'idée d'une application de sangsues; indécis encore et cédant malgré moi au système anti-phlogistique qui s'emparait des médecins les plus indépendants, je prescrivis cette application sur l'épigastre, en même temps que j'ordonnai les boissons délayantes et gommeuses afin d'être complet. Mais il ne résulta immédiatement aucun bien de cette médication, et quelques jours ensuite tous les symptômes en furent exaspérés, au point que les amis de la malade vinrent au devant de mes souhaits en me proposant une consultation de deux autres médecins.

Cette consultation, il fallait s'y attendre, approuva tellement mon traitement anti-phlogistique qu'elle en décreta la répétition, et dix sangsues furent réappliquées sur l'épigastre avec recommandation de les faire saigner le plus abondamment possible. J'étais d'un avis contraire, mais je dus céder. Le soir je trouvai la patiente dans un état d'angoisse inquiétant, le sang coulait encore; comme je travaillais à l'étancher, une syncope avec convulsion violente éclata, pour se répéter deux heures après encore plus grave, et au bout de laquelle apparurent les symptômes non équivoques d'une paralysie de tout le côté gauche.

Trois jours de suite j'eus à combattre, à la même heure, les signes de cette attaque de paralysie, qui cédait momentanément aux cataplasmes chauds et aux pédiluves sinapisés. La décoction de quinquina rouge me parut en outre indiquée par cette intermittence quotidienne. 20 grammes de quinquina dans un demi-litre d'eau, pris en trois doses, dans l'intervalle de l'accès, formèrent la potion de la malade ; mais je ne dois point oublier de dire que j'y fis entrer comme édulcorant sédatif 30 grammes de sirop diacode.

L'accès suivant fut moins grave, et la douleur épigastrique qui survivait à tous ces accidents passagers me parut sensiblement amendée. Ce bienfait inattendu me mit décidément sur la voie du traitement. Je répétai l'ordonnance deux jours de suite, au bout duquel terme la malade crut ressusciter. Dès lors, il fut certain pour moi que les phénomènes qui venaient de mettre Mme Pr. dans un état désespérant, dépendaient de l'affection névralgique de l'épigastre que l'on avait traitée par une méthode diamétralement opposée aux véritables indications d'une névrose. J'en vins à la Potion aromatico-calmante que nous avons donnée dans les précédentes observations, et la malade se releva peu à peu de l'assaut qu'elle venait de subir.

Les espérances de la santé suscitaient déjà mille projets dans l'esprit de Mme Pr. Je ne participais pas à toutes ses illusions, mais je n'avais garde de les détruire : j'avais toujours les craintes les plus sérieuses sur l'état de la poitrine. Les aliments appropriés à l'état général passaient sans incommodité ; les forces revenaient visiblement, mais les voies respiratoires, perdant peut-être leur dérivation par l'amélioration de l'affection gastralgique, empiraient de leur côté, et la toux, changeant de caractère, amena des crachats qui portaient les signes d'une phthisie entrant dans sa deuxième période.

A cette époque, madame Pr. prit toutes les habitudes des personnes poitrinaires; d'abord sés souffrances devinrent supportables : la phthisie, proprement dite et sans complication, n'est pas une maladie douloureuse; elle devint plus intéressante encore parce qu'elle aimait à parler et qu'elle le pouvait sans trop de fatigue ; elle se complaisait dans le long récit de ses malheurs ; les personnes qui l'écoutaient devaient être assises en souvenir sympathique de ce qu'elle avait souffert dans cette position durant sa gastralgie.

Le printemps commençait, et l'évolution morbide de la phthisie qu'il provoque s'effectua rapidement pour Mme Pr. De la deuxième période la cruelle maladie passa à la troisième. La colliquation devint complète, et le marasme qui en résulta aboutit peu de temps après à la mort ; ce ne fut que la fin des peines et des souffrances de cette pauvre femme.

Nos réflexions sur ce cas intéressant, nos lecteurs les auront faites avant nous. Nous avons eu à traiter une gastralgie des plus prononcées, nous l'avons découverte d'abord par le traitement contraire et ensuite par le traitement convenable, selon le principe de notre maître : *naturas morborum ostendunt curationes.* Nous l'avons atteinte enfin, malgré les complications qui pouvaient la masquer et l'influencer, nous l'avons guérie, j'ose le dire, autant que le permettaient les chagrins qui en étaient la cause permanente. Nous n'avions pas la prétention de soigner et de guérir la phthisie qui a emporté la malade, et l'ordre d'observations que nous avons entreprises dans ce livre ne fait d'ailleurs rien espérer de semblable ni d'approchant. Nous venons simplement recommander par des faits et sur des réalités thérapeutiques notre méthode contre les gastralgies et les entéralgies ; nous sommes persuadé que nos confrères verront, dans l'histoire naïve de ce cas, une preuve convaincante de l'estime qu'elle mérite de leur part. Nous nous reposons complètement sur eux pour l'appréciation de notre travail.

SIXIÈME OBSERVATION.

Mlle C..., âgée de 26 ans environ, bien constituée, fut atteinte de gastralgie vers l'âge de 17 ans, époque de sa formation, ce qui est assez ordinaire. Les grandes intermittences de bien-être que lui laissa cette maladie dans les premières années firent que Mlle C.... n'appela point les secours de notre art. Mais devenue femme de chambre de l'une des premières dames d'honneur de S. A. R. la duchesse d'Angoulême, et en cette qualité obligée de faire de longs et fatigants voyages, les souffrances épigastriques prirent une intensité et une continuité qui forcèrent la malade à demander des conseils au médecin de la maison.

De tous les médicaments qui lui furent prescrits et qu'elle prit sans efficacité, elle ne put nous signaler que l'ipécacuanha qui l'avait horriblement fatiguée par des nausées inutiles et ne produisit aucune amélioration ultérieure. Les autres ordonnances n'avaient guère été plus heureuses. Mlle C... était devenue maigre, le creux de l'estomac était d'une sensibilité exquise, un état général de malaise et de brisement musculaire était la suite de ses jours de plus forte souffrance. L'appétit était des plus capricieux, le temps d'être servie lui suffisait pour être dégoûtée. Il ne m'en fallait plus tant, avec l'expérience acquise, pour reconnaître à ces symptômes une névrose positive des premières voies digestives. Je lui donnai la formule de notre Potion aromatico-calmante à l'eau de mélisse et au sirop diacode, avec recommandation d'en faire usage chaque fois que la maladie ferait menace de revenir, elle n'y fit jamais faute.

J'ai revu plusieurs fois Mlle C... Le lendemain du

jour où elle en fit le premier emploi, elle m'apprit elle-même qu'elle s'en était très bien trouvée et qu'elle en prendrait encore par précaution quelques jours de suite si je l'approuvais. J'applaudis à sa confiance et à sa résolution. J'ai su que l'affection s'était montrée à longs intervalles et que la Potion avait été constamment employée avec succès. Mlle C... se maria un ou deux ans après. Elle a aujourd'hui une fille qui a joui jusqu'ici de la plus belle santé.

Nous sommes en 1829. Ici finit une phase de ma vie de praticien et commence une phase nouvelle. Quand j'y pense attentivement, je ne puis m'empêcher de croire que j'avais une sorte de mission médicale pour étudier les névroses gastriques, que les systèmes modernes avaient fait tomber dans l'oubli et le ridicule. A Paris, les circonstances, comme on vient de le voir, me furent toutes favorables pour des observations de ce genre ; et l'indifférence la plus complète eût cédé devant les succès que j'obtins sur les affections. J'étais trop peu avancé dans la carrière scientifique pour avoir des engagements de doctrine ou de coterie systématique ; mais j'avais, comme les jeunes médecins de cette époque, un petit penchant à la nouveauté pathologique et thérapeutique dont Broussais était le patron et le représentant. J'y succombai même dans mes premiers essais comme dans l'observation de Mme. Pr. L'expérience dut m'avertir avec évidence que je faisais fausse route et que tout n'étant pas irritation dans la pathologie, tout ne pouvait pas être anthiphlogistique et débilitant dans la thérapeutique. L'expérience fut donc mon guide, et j'ai l'orgueil aujourd'hui de dire que je ne montrai pas d'obstination à obéir à ses enseignements.

Après le licenciement général des officiers de santé des armées, nous nous trouvâmes en grand nombre sur le pavé de Paris. Nous cherchions tous à vivre de notre état, et je m'aperçus de bonne heure qu'il faut autre chose que du mérite, des études et des connaissances pour y réussir ou pour y *percer*, comme l'on dit vulgairement. Les plus adroits furent les plus heureux, je ne fus pas de ce nombre, je m'en félicite encore. La petite clientèle que je m'étais faite sans recommandation extérieure et sans bruit de ma part ne suffisant ni à mon occupation ni à mon nécessaire, je prêtai l'oreille à diverses propositions qui me furent faites d'aller exercer la médecine dans de petites villes de province. Une circonstance particulière détermina mon choix pour la commune des Loges dans le riche pays de Caux en Normandie.

Le pharmacien de cette petite ville m'ayant fait prier lui-même d'aller me fixer près de lui, je crus devoir répondre à sa politesse en lui adressant un travail que je venais de publier sur le croup des enfants et sur le traitement qu'il réclame. Or, le travail ne fut pas plus tôt connu de ce jeune pharmacien qu'il eut occasion de l'appliquer lui-même en l'absence de tout médecin dans la commune, et l'enfant fut sauvé. Au lieu de s'attribuer le succès, cet honorable jeune homme s'en servit pour faire l'éloge de l'auteur et pour me faire adresser des vœux de la part des notables habitants de l'endroit afin de me déterminer à aller exercer dans cette localité.

Le pays de Caux, et particulièrement la commune des Loges, est le séjour endémique, si je puis m'exprimer ainsi, des névroses gastriques et des gastro-entéralgies. Je m'y rendis au mois d'avril 1829; une certaine confiance m'y avait précédé, je viens de le dire. Avant la fin du mois, soit parce que j'étais seul, soit parce que je fus assez heureux dans mes premiers traitements, j'y fus sur le même pied qu'un médecin qui aurait eu dix ans de pratique.

Les praticiens auxquels je succédai, comme je pus l'apprendre de mes clients eux-mêmes, ne faisaient guère autrement attention aux affections nerveuses des voies digestives qu'à Paris : ils disaient aux malades de prendre patience, sous prétexte que ces maladies ne sont pas dangereuses, et ils se contentaient de prescrire les médications en vogue aux personnes qui avaient le temps et les moyens de se soigner. Quant aux préparations aromatiques ou opiacées, qui en étaient le spécifique, je ne vis aucune intention positive dans leur application ; le hasard seul avait présidé à leur administration ; mais le hasard est aveugle et ne dit pas la préférence que l'on doit avoir pour un médicament plutôt que pour un autre. Toutes les observations qu'on va lire et qui décideront, j'espère, la conscience des praticiens ont été faites et scrupuleusement notées sur les lieux, dans le cours de l'année que je passai au milieu de cette population heureuse par la richesse du pays, si la santé lui donnait la faculté de jouir de son bonheur et de ses travaux.

Au bout de l'année, en effet, l'expédition militaire d'Alger qu'on préparait, me rappela que j'avais déjà dix ans de service et onze campagnes ; le goût naturel que j'avais pour la médecine des camps fit le reste. Je quittai donc les Loges, emportant autant de regrets honorables que j'en laissai dans le cœur et l'estime de ses bons habitants, et je partis pour Alger. Je crois inutile de faire l'historique même abrégé de ma vie depuis cette conquête. J'ai attendu dans l'armée l'heure de ma retraite dans la vie civile. 30 ans de service, 21 campagnes m'ont fait aujourd'hui le repos nécessaire pour écrire mes observations médicales de préférence. Je publie aujourd'hui mon travail sur les névralgies gastriques. A l'accueil qui sera fait à mon livre, je saurai si je dois publier un second ouvrage tout prêt sur la Dysentrie. En attendant, je recommande celui-ci à mes confrères.

SEPTIÈME OBSERVATION.

Une femme âgée de 38 ans, d'un tempérament un peu nerveux, de complexion délicate vint me consulter deux jours après mon arrivée dans la commune des Loges; elle éprouvait fréquemment des douleurs à la région épigastrique, et un malaise d'accablement dans tout le corps; quand elle souffrait du creux de l'estomac surtout; les forces musculaires étaient annihilées, et la pauvre femme avait horreur de toute espèce d'occupation active; l'idée de se mouvoir et de marcher elle-même lui était pénible.

Quant aux symptômes locaux, ils étaient tels que nous les avons vus dans tous les cas de névralgie gastrique. La langue rosée vers sa pointe, l'appétit ordinairement peu développé devenait aigu et facile à satisfaire vers les époques de recrudescence. Le ventre était aplati et assez douloureux au toucher à sa région antéro-supérieure. La malade, constipée d'habitude, n'avait jamais de ces soifs qui sont le signe des inflammations de l'estomac ou des intestins. Il n'y avait pas de doute pour nous ; le cas en présence duquel nous nous trouvions était une véritable névrose de l'estomac, une véritable gastralgie.

Aucun médecin n'avait été consulté ; l'opinion vulgaire est déjà formée au sujet de ces douleurs, et elle est l'écho de l'opinion qu'en ont donnée les médecins ; ces maladies en un mot ne se guérissent pas ; on n'en meurt pas, puisqu'on en souffre si longtemps. Ainsi les gastralgies ne sont pas du ressort de la médecine ; voilà l'état de la science et de la pratique, il y a 25 ans, et il nous faut reconnaître qu'il y a peu de chose de changé à cet état.

J'ordonnai sans préambule quelques tasses d'infusion de mélisse à la malade, et deux jours après, je lui donnai la Potion aromatique diacodée que nous avons déjà écrite sous cette formule : Eau distillée de menthe et sirop diacode, 30 grammes âna dans 60 grammes d'eau commune à prendre en deux fois dans les douze heures ; à répéter, vu l'ancienneté de l'affection qui datait de 20 ans, tous les deux ou trois jours, durant la quinzaine qui allait suivre. On peut diminuer la dose en pareil cas ; mais il est essentiel que l'estomac reçoive encore de temps en temps l'impression de cette potion spéciale dans ces maladies.

Dès la première fois la malade se trouva très soulagée, et au bout du mois, malgré quelques inexactitudes qu'il y avait eu, se trouvant mieux à bien suivre tous les termes de mon conseil, je pus la considérer comme guérie. Nul doute pour moi que la guérison, à moins d'accidents ou d'écarts de régime de la part de la malade, ne se soit maintenue. Du reste, la reconnaissance de cette femmme me semblait un garant qu'elle aurait recours à ma potion au premier indice d'un retour de la maladie qui l'avait si longtemps fait souffrir.

HUITIÈME OBSERVATION.

Une domestique de ferme, demeurant à peu de distance des Loges, vint aussi nous trouver peu après notre arrivée dans la localité. Elle était âgée de 36 ans, d'une constitution forte et d'un tempérament mixte, où prédominait cependant l'élément nerveux ; elle s'était toute sa vie ocupée des travaux de la campagne. Dès l'âge de 16 ou 17 ans commencèrent des douleurs à l'épigastre, d'abord passagères, puis de plus en plus durables, jusqu'à ce qu'elles fussent continues. Cependant, au milieu de cette continuité, se montrait de temps à autre des accès si violents qu'elle ne pouvait remplir aucun des devoirs de sa condition.

La langue un peu rouge à sa pointe et sur ses bords n'était point sèche, ni chargée ; l'appétit était nul depuis longtemps; mais cette fille éprouvait par intervalle des moments de faim dévorante qu'un rien apaisait; c'était, disait-elle, comme une ardeur cuisante au creux de l'estomac (cardia) qui lui donnait envie de manger tout ce qu'elle voyait; du reste même accablement moral, même lassitude du corps que chez tous les malades que nous avons entendus jusqu'ici. Chez la pauvre fille seulement cette fatigue générale arrivait à l'horreur du travail et du mouvement. La constipation enfin était un des signes de son affection.

Elle avait consulté l'année précédente un médecin qui lui avait ordonné, on le devine, des sangsues à l'épigastre (24). « Je faillis mourir, nous disait la « malade ; il me semblait qu'on m'arrachait l'estomac « avec des pinces ; je fus bien des jours sans pouvoir « reprendre mes occupations. » J'administrai immédiatement la Potion: il était inutile d'aller plus avant; dans mon interrogatoire, le diagnostic déclarait une névralgie gastrique sans complication, je ne voulus point perdre le temps. A quelques jours de là je vis revenir la jeune fille avec une figure réjouie qui venait s'excuser sur l'éloignement de ce qu'elle n'était pas accourue plus tôt me faire des remerciements pour le bon remède que je lui avais donné ; elle était guérie.

Je lui conseillai de ne pas le croire de sitôt et de prendre encore une demi potion à jeun chaque deux jours, et de continuer pendant un mois l'infusion simple de mélisse légèrement sucrée dans le courant de la journée.

Je suis certain qu'elle remplit fidèlement ma recommandation. Je ne l'ai plus revue qu'au bout d'un ou deux mois lorsqu'elle vint s'acquitter envers moi ; les douleurs épigastriques avaient complètement disparu.

A propos de ce cas je crois devoir dire qu'en général les médecins pensent que ces sortes d'affections ne frappent pas les personnes de la campagne, et qu'elles sont le lot exclusif de ces existences qui s'écoulent dans les grandes villes où le défaut de lumière et d'air libre peut être regardé comme cause de ces incommodités. Cette intéressante observation est la preuve du contraire. La mollesse et les vices de la civilisation, qu'on peut accuser dans la règle générale, n'étaient guère le fait de la pauvre fille que nous venons de traiter. Nous verrons avant la fin les éléments étiologiques auxquels on doit attribuer cette maladie dans ces contrées de la Normandie où les névroses-gastriques, avons nous dit, sont quasi-endémiques. Poursuivons le dénombrement de nos observations, afin d'arriver plus vite aux considérations scientifiques que comportent ces affections, trop méconnues ou mal connues de ceux qui, s'obstinant à les regarder comme des *gastrites* chroniques, croient devoir les traiter selon la méthode anti-phlogistique, qui en aggrave tous les symptômes.

NEUVIÈME OBSERVATION.

Dans les premiers temps de ma pratique aux Loges, et sur la réputation que j'avais déjà de guérir les maladies de l'estomac, je fus appelé pour donner mes soins à une jeune fille de 13 ans et demi. Sa constitution était si faible et sa complexion si peu développée qu'elle ne paraissait pas avoir plus de dix ans. Je la trouvai accroupie devant le feu, maigre, triste et souffrante. Elle me dit qu'elle avait mal au creux de l'estomac depuis plus d'un an, mais qu'elle souffrait surtout beaucoup depuis le mois dernier. Elle pouvait à peine marcher, et elle n'avait plus de goût pour aucune nouriture.

Je commençai mon examen sur cette enfant en lui pressant l'épigastre; la sensation fut médiocrement douloureuse; mais sa langue était sale vers sa base, un peu rouge vers sa pointe et fort aplatie; le pouls était fébrile. Je crus voir enfin dans ce cas une gastralgie compliquée d'embarras gastriques ou bilieux;

en conséquence, je fis prendre le lendemain 50 centigrammes d'ipécacuanha avec deux centigr. d'émétique. L'enfant vomit des mucosités bilieuses collantes, et il y eut un peu de soulagement. Le surlendemain j'ordonnai dix grammes de sulfate de soude avec une once de manne ; l'enfant eut quatre selles purgatives, et le mieux fut assez sensible pour qu'elle désirât vivement prendre quelque nourriture ; mais la digestion fut pénible à cause de l'état nerveux qui était le fond primitif de sa maladie.

Certain donc de dégager l'affection principale des accidents qui la compliquaient et qui eussent assurément fait obstacle au traitement spécial, je procédai graduellement à l'application de la potion par trois tasses d'infusion de mélisse dans la journée, et cela pendant une huitaine. Je vérifiai là d'une manière éclatante les paroles de notre maître Alphonse Leroy, qui appelait cette plante *l'amie de l'estomac*. L'etat de délabrement de ce viscère s'amenda, la faiblesse générale diminua, et le peu de nourriture devenant supportable, l'enfant se releva un peu.

Au bout des huit jours de ce traitement préliminaire, j'ordonnai la demi potion aromatico-diacodée tous les matins ; et huit autres jours après, je prescrivis concurremment la potion et l'infusion. Dès cette époque, l'appétit devint normal, les digestions convenables et les forces revinrent à vue d'œil. Je dirigeai enfin la convalescence comme j'avais dirigé la maladie ; ce ne fut pas, il faut le dire, sans quelque rechute ;

mais les récidives furent progressivement moins intenses, et la potion totale ou fractionnée selon les circonstances fut toujours héroïque contre l'affection.

Je quittai le pays un mois après, laissant la jeune fille en bonne santé. Il est probable, selon moi, qu'une formation pubère normale dût rétablir cette enfant, tout comme une formation difficile et pénible était faite pour ramener tous les accidents que nous venions de conjurer. En prévision de cette éventualité, j'eus soin de recommander la potion et les infusions aromatiques. Notre destinée nous appelait sur un autre théâtre de la médecine. Un mois après, en effet, nous étions devant Alger.

La remarque suscitée par cette observation, le lecteur l'aura faite avant que nous l'écrivions : c'est que les névroses des voies digestives peuvent se compliquer entre autres accidents d'embarras gastriques et bilieux, et simuler jusqu'à un certain degré des lésions inflammatoires chroniques de l'estomac, en un mot des Gastrites ou des Entérites. Or, c'est là le point important du diagnostic; car le traitement en dépend, et il n'y a point de doute pour nous, dans ce cas d'observation, qu'une application de sangsues n'eût été du plus funeste effet sur la constitution délabrée de cette enfant; la diète sévère n'eût pas eu un meilleur résultat, et les boissons délayantes et mucilagineuses nous eussent semblé des moyens ridicules pour relever et fortifier une jeune malade exténuée par la souffrance et le défaut d'alimentation.

Une autre remarque dont nous croyons devoir compléter notre observation, c'est que le cas présent prouve encore contre l'opinion des médecins qui veulent que les enfants soient affranchis de cette maladie.

DIXIÈME OBSERVATION.

Une dame de Fécamp, âgée de 35 ans, d'un tempérament sec et nerveux, éprouvait depuis 12 ans, des douleurs fort incommodes à la région épigastrique, auxquelles s'ajoutait par accès un sentiment de cuisson ou brûlure vers le cardia, avec angoisse générale jusqu'à l'affaiblissement complet des forces. Mais l'incommodité continue qu'elle signalait comme la plus importune était un froid humide des pieds qu'elle ne pouvait vaincre que devant le feu. La station droite lui était insoutenable plus de deux minutes, et assise, ses pieds devaient impérieusement être élevés sur un tabouret. Ce sont là autant de caractères propres à l'affection qui nous occupe.

Comme c'était dans une réunion de personnes que je recevais cette confidence, je ne pus pas faire un examen plus complet de l'état des organes intéressés; je me contentai, voyant par mon expérience, que j'avais affaire à une véritable gastralgie de lui donner les principales formules de mon traitement avec les détails nécessaires pour en faire usage à temps marqué.

Je sus quelques semaines après que la dame avait mis à profit mes instructions, et qu'elle était en voie de guérison, si on en juge par le soulagement qu'elle avait éprouvé déjà et la rémission sensible de tous les symptômes de son affection.

A cette observation je pourrais joindre celle d'un autre malade. C'était un homme âgé de 40 ans d'une assez bonne constitution, mais d'un tempérament lymphatique, dont l'affection névralgique se manifestait par accès violents durant lesquels il était impossible qu'il vaquât à ses occupations. La maladie remontait déjà à une époque reculée. Il n'avait obtenu des infusions aromatiques simples que de légers amendements, et des potions fractionnées que des améliorations peu prononcées. Un jour qu'un accès violent s'était déclaré, la douleur et l'impatience lui firent avaler d'un seul coup tout une Potion de 120 grammes; mais elle fut décisive, l'affection parut atteinte dans sa source, et le malade se leva guéri quelques heures après.

Néanmoins je procédai par degrés à la diminution de la potion, et je confirmai la cure par l'usage prolongé un mois de l'infusion d'hissope. A mon départ de la commune des Loges, c'est-à-dire 8 mois après le début de ce traitement, cet homme n'avait plus aucun des symptômes de sa douloureuse affection.

ONZIÈME OBSERVATION.

Melle Aspasie, jeune personne de 19 ans, d'une constitution un peu forte et d'un tempérament nerveux, vint un jour nous consulter pour une *sensibilité* qu'elle éprouvait à l'épigastre depuis bientôt quatre ans. Or cette sensibilité s'accompagnait d'une impression de cuisson à la région cardiaque ; c'était comme une brûlure. Aux symptômes dont nous avons vu le cortège obligé chez tous les gastralgiques Melle Aspasie joignait par surcroît une tristesse mêlée de découragement qui la faisait se regarder bien malheureuse. Sa santé s'était altérée à la longue jusqu'à pouvoir jusqu'à certain point justifier des craintes que la malade avait elle-même sur son état.

Je lui appliquai le traitement aromatico-calmant dans toutes ses particularités; les infusions et la Potion, la manière et les temps précis pour en faire usage selon les circonstances, et la malade partit un peu reconfortée sur les assurances que je lui donnai d'un prompt retour à la santé et à ses devoirs sociaux. Mes prévisions se réalisèrent comme j'eus occasion de m'en convaincre par moi ; car je la rencontrai plus sieurs fois au village de Benouville sur mer; elle se portait bien, et ne se ressentait plus des symptômes de sa maladie.

Quelque temps après cette cure remarquable, je vis venir à moi une des parentes de la précédente. L'analogie des douleurs fit que Mlle Aspasie me l'adressa. Un des caractères dominants de l'affection de celle-ci était le besoin fréquent des éructations gazeuses qui sortaient avec bruit de son estomac.

Plus elle en rendait, plus elle se sentait soulagée; aussi n'avait-elle qu'un désir ou un besoin, c'était de rendre toutes ces flatuosités qui lui gonflaient le ventre et produisaient une certaine tension pénible du creux de l'estomac.

Or, quand cette jeune fille vint nous consulter, elle avait peut-être un double motif. Depuis peu de jours, les glandes de l'aine droite s'étaient engorgées jusqu'à devenir proéminentes et très sensibles au moindre toucher; et elle avait remarqué que depuis ce nouveau travail morbide, les douleurs épigastriques s'étaient beaucoup allégées. Ce qu'Hippocrate nous explique très bien dans cette proposition : *Duobus doloribus simul abortis, vehementior obscurat alterum.*

Quoiqu'il en fût de cette dérivation, ne voyant pas de cause grave à l'engorgement des glandes, je le traitai le premier par des topiques émollients, et la résolution s'opéra promptement; mais les souffrances gastralgiques reparurent à proportion que les glandes s'effaçaient. En tout cas, j'avais dégagé la névrose, et une fois simplifiée dans ses éléments morbides propres, je savais le moyen de la combattre avec succès.

Ainsi fut-il : je prescrivis la Potion qui m'a tant de fois servi heureusement, et au bout d'une semaine de ce médicament que j'alternais avec les infusions d'hysope que je fis continuer quelque temps encore par précaution, la jeune malade retrouva la santé et l'activité organique qu'elle avait perdues par la souffrance.

J'ai remarqué dans ma longue pratique des gastro-entéralgies que les cures les plus promptes se manifestent plus particulièrement chez les sujets jeunes et dont l'énergie nerveuse jouit d'une grande activité.

DOUZIÈME OBSERVATION.

Mademoiselle X., jeune personne de 22 ans, d'une constitution forte et d'un tempérament lymphatico-sanguin, d'une peau blanche et d'un teint rose pour l'ordinaire, accusait une irritation chronique à l'épigastre. Le malaise général, la faiblesse musculaire, des ardeurs du cardia qui coïncidaient avec des éructations gazeuses sans fin : la région gastrique était très sensible au toucher depuis longtemps.

Le jour où je fus appelé pour elle, il se passait un ordre de phénomènes nouveaux; elle était couchée, très agitée, le facies très animé, le pouls plein, langue rouge dans toute son étendue, la tête prise, au point qu'on avait fait venir le curé. J'avais à discerner, dans ce cas, l'état passé de la malade dont on m'avait fait le récit ci-dessus, et l'état présent, qui me semblait étiologiquement différent : il y avait fièvre inflammatoire, mais il y avait eu gastralgie.

Je dus faire face au plus pressé, et j'attaquai la réaction nouvelle; à cet effet, je pratiquai la saignée du bras, dont je retirai trois cent cinquante grammes, et j'appliquai immédiatement douze sangsues à l'épigastre. Pour calmer la soif, j'ordonnai la dissolution de gomme arabique à discrétion, quelques lavements et la diète absolue; les progrès de la fièvre furent enrayés à partir du premier jour, et, dès le surlendemain, elle baissa; concurremment, l'agitation du corps et la soif immodérée se calmèrent, et le dégagement du cerveau s'opéra; en un mot, la complication inflammatoire était vaincue : il ne fallait plus que quelques jours pour que tout rentrât dans l'ordre de ce côté.

Mais on le devine, les douleurs névralgiques, suspendues et *obscurcies* par la fièvre, reparurent plus sensibles à mesure que la guérison de celle-ci s'effectuait. Quand nous eûmes fini avec la maladie aiguë, il fallut commencer avec l'affection chronique : heureusement que nous en savions le remède, pourvu qu'elle fût réduite à sa simplicité pathologique.

Quand nous crûmes qu'il en était ainsi, nous nous mîmes donc en devoir de combattre l'ancienne névrose de l'estomac. Le traitement fut appliqué dans la mesure des forces de la malade, et selon l'opportunité des circonstances. Bref, la Potion aromatique et diacodée, l'infusion de menthe, l'hygiène appropriée, allèrent de concert, et parvinrent à délivrer cette jeune personne de toutes les maladies pour lesquelles nous avons été appelé près d'elle : la guérison fut complète et durable.

Nous n'avons pas besoin de signaler ce qu'il y a de remarquable dans cette observation ; nos lecteurs en tireront l'enseignement qu'elle contient à l'adresse du praticien obligé tous les jours de faire de ces distinctions pathologiques pour le même malade.

TREIZIÈME OBSERVATION.

Une jeune femme de la commune des Loges, âgée de 20 ans, faisait remonter à cinq ans une douleur très vive qu'elle ressentait vers la région du cardia ; c'était comme un sentiment de cuisson qui semblait partir d'un point unique de cette région ; une pression un peu forte pouvait seule en déterminer le lieu ; et, dans des accès souvent répétés, c'étaient des bouffées de chaleur avec des sueurs momentanées qui se formaient à la partie antérieure de la poitrine et au visage. Dans les moments d'angoisse, enfin, c'était un état de prostration général ou d'anéantissement qui pouvait aller jusqu'aux syncopes.

C'est pour un état semblable que je fus appelé près d'elle la première fois. Attentivement examinée, je lui trouvai tous les signes diagnostiques de la gastralgie, mais la langue un peu plus rouge qu'à l'ordinaire, les gencives un peu gonflées ; et ce point de douleur aiguë au creux de l'estomac pouvait me faire penser que la gastralgie n'était pas tout à fait simple. Néanmoins je voulus tenter l'épreuve du remède pour bien connaître la nature de la maladie, selon le précepte d'Hippocrate, et je donnai sans balancer la potion à la menthe et au sirop diacode dans ses proportions ordinaires, à prendre dans la journée en deux fois.

Le lendemain grand soulagement général ; mais le point douloureux ou cuisant persistait avec son acuité, et la malade nous l'indiquait du doigt et nous disait qu'on pourrait le couvrir avec un dé ; c'était un cas que ce symptôme tranché et rare recommandait à mon attention : je pouvais supposer un point inflammatoire ; mais je suivis encore le précepte d'Hippocrate, je prescrivis un petit emplâtre de sparadrap avec 25 centigr. d'acétate de morphine étendu à la surface et j'attendis l'effet. Le lendemain je ne trouvai plus la malade chez elle, et on me dit qu'elle était partie pour un champ voisin, où je la trouvai en effet sa faucille à la main. Je suis guérie, monsieur, nous cria-t-elle en l'abordant, et elle se croyait en assez bonne disposition pour continuer son travail et faire un bon repas.

Cette observation montre les erreurs de diagnostic qu'un praticien porté pour le système de l'inflammation et la thérapeutique antiphlogistique aurait pu commettre. Il n'y avait pourtant dans ce cas que l'exaltation purement nerveuse du Cardia concentrée sur une petite étendue de l'organe, comme la médication qui en vint à bout le démontre suffisamment. Nous ne saurions à ce propos assez recommander aux praticiens exposés à découvrir tous les jours de semblables complications apparentes à se tenir en garde contre la tendance à appliquer les antiphlogistiques, lesquels sont toujours contr'indiqués et la plupart du temps funestes, comme nous le témoigne le livre du docteur Barras, qui fait autorité en pareille matière.

QUATORZIÈME OBSERVATION.

Une femme âgée de 24 ans, d'un tempérament lymphatico-sanguin, était accouchée depuis peu de temps lorsque je fus appelé près d'elle : « Pendant ma grossesse, me dit-elle, je n'ai point souffert des maux d'estomac qui me tourmentaient et me rendaient malheureuse depuis 8 ans. Je me croyais guérie, mais je vois bien que c'était une erreur, puisque depuis que je suis relevée de couches, je souffre plus que jamais. » Ayant perdu son enfant peu de jours après sa naissance, elle pensait que c'était l'effet d'un lait mal épuisé et me demandait les moyens pour parer à cet accident.

Sans perdre de vue l'observation que me faisait la malade, j'allai plus loin chercher la véritable cause de ses souffrances, et je vis que j'avais affaire à une gastralgie ancienne que l'état de grossesse avait probablement dérivée, ce qui n'est pas rare. En conséquence de ce double diagnostic, je commençai par prescrire en vue de la première indication, 4 grammes d'un sel apéritif fondu dans un litre de décoction de racine de canne (*arundo donax*) à prendre dans les 24 heures, par tasses répétées, et j'accompagnai la médication diurétique, de la potion aromatique dont je me suis déjà si souvent et si heureusement servi.

La femme s'en trouva mieux et je ne la revis que lorsque, son lait complètement tari, elle me remercia en me disant néanmoins que ses douleurs d'estomac, quoique diminuées, étaient toujours sensibles. Je suspendis les décoctions et je prescrivis en place des infusions d'hysope par demi-tasses dans la journée, concurremment avec la demi Potion et je perdis de vue cette malade, dont le rétablissement dut s'opérer, puisque je ne fus plus appelé.

Cette observation se recommande à nos lecteurs par la complication accidentelle qui accompagne la maladie principale et non par la double médication que je mis en œuvre, car nous sommes persuadé que tout autre que nous aurait sans faute distingué les deux affections et prescrit selon l'indication qu'elles donnaient l'une et l'autre au praticien.

L'observation qui suit et que je recueillis dans le voisinage de cette malade, va nous montrer un autre genre de complication assez commune de la gastralgie.

QUINZIÈME OBSERVATION.

Une belle jeune personne de 22 ans, de ce tempérament lymphatique sanguin qui caractérise les fraîches cauchoises, vint nous trouver aux Loges. Elle nous était adressée par la malade qui fait le sujet de l'observation précédente. Malgré tous les signes de la santé, cette fille se plaignait de tous les symptômes propres à la gastralgie avec sentiment d'ardeurs brûlantes au point correspondant au cardia, et palpitations fortes lorsque cette dernière sensation était très intense. « Avant d'être malade de ces maux d'estomac, nous disait-elle, je prenais du lait avec plaisir, maintenant il me dégoûte, me pèse sur le cœur et m'ôte toutes les forces. »

Les palpitations me rendaient le cas suspect ; cependant j'ordonnai comme tentative les infusions d'hysope à la dose de 3 tasses par jour et j'attendis l'effet pour me décider à la potion. Au bout de la semaine, la malade vint me dire qu'elle se trouvait sensiblement mieux ; alors je ne balançai pas et je prescrivis la potion aromatique diacodée toujours sous la même formule, que je fis prendre d'une seule fois, trois jours de suite.

Les douleurs gastralgiques cessèrent subitement et avec elles les palpitations qui les accompagnaient. Je prescrivis la potion fractionnée à longs intervalles et les infusions lorsque les accidents douloureux feraient signe de reparaître. J'ai appris plus tard qu'ils ne se présentèrent plus et que la jeune fille retrouva toute sa santé.

SEIZIÈME OBSERVATION.

Une femme de 45 ans, d'une constitution peu forte et d'un tempérament lymphatique, ayant appris les cures que j'avais le bonheur de réaliser depuis 6 mois dans la pratique, se tint un jour sur le bord d'une route où je devais passer au retour d'une visite que je faisais à un malade de sa connaissance qui était précisément gastralgique, pour me parler d'elle-même et de ses grands maux d'estomac. « Depuis l'âge de 17 ans, nous dit-elle, j'ai bien souffert tout ce qu'on peut souffrir de tiraillements d'estomac, de lassitude générale, de bouffées de chaleur qui me montaient jusqu'au front, de sueurs froides et de défaillances. L'appétit me manque aux heures des repas, et en dehors, même dans la nuit, je suis obligée de courir prendre la première chose, que je mange pour apaiser un besoin irrésistible... J'ai eu plusieurs enfants, je n'ai trouvé de repos que durant le temps de mes grossesses, mais à peine accouchée, tout mon mal revenait. »

Convaincu que le cas était une pure névrose de l'estomac, je ne demandai pas à entrer chez elle, je lui dis de passer chez le pharmacien des Loges et de lui demander ma potion antigastralgique. Les circonstances où je me trouvais souvent de manquer des objets nécessaires pour écrire, m'avaient forcé à avoir chez le digne pharmacien un registre où se trouvaient mes potions par ordre, de sorte que je n'avais besoin que d'indiquer le numéro.

La pauvre femme ne manqua pas d'aller chercher la sienne qu'elle prit selon mes instructions. Je lui enseignai aussi à faire des infusions aromatiques pour les petites douleurs et pour confirmer son traitement. Je n'ai plus vu cette malade, mais avant de quitter le pays, j'eus l'assurance qu'elle s'était très bien trouvée de ma médication.

Cette observation ne fait que confirmer parfaitement l'effet de dérivation passagère que peut opérer la gestation sur les névroses gastriques. Quant au besoin impérieux de manger à heure indéterminée, et par caprice, c'est un des symptômes à peu près constants de la névralgie qui se complique de la sensation d'ardeur vers le Cardia. Il n'est pas rare, et j'en pourrai citer un exemple entr'autres, que des malades de cette espèce, pour ne pas être forcés de se lever la nuit, aient la précaution de se munir au lit de quelques-uns de ces aliments faciles qu'ils dévorent en s'éveillant. Cet appétit est très facile à satisfaire tant pour la qualité que pour la quantité.

DIX-SEPTIÈME OBSERVATION.

Une dame veuve, âgée de 48 ans, d'un tempérament mixte et d'une constitution médiocrement forte, vivant assez retirée, me fit appeler sur le bruit des traitements heureux que j'avais déjà faits dans le pays. Elle souffrait de toutes les douleurs locales et générales qui sont l'apanage des névroses gastriques. Souffrances précordiales, langueurs de tous les membres, découragement moral; le creux de l'estomac n'avait jamais été très sensible aux pressions. La langue aplatie n'était que rosée sur sa pointe et ses bords. C'était enfin la cause multiple d'une vieillesse anticipée, car la dame paraissait déjà plus âgée qu'elle ne l'était ; ses forces étaient épuisées.

La maladie remontant à son jeune âge, je crus devoir préparer l'organisme par des infusions aromatiques avant de le traiter par la potion héroïque que j'employais dans les cas moins chroniques que celui-ci. Je prescrivis donc pour 15 jours trois demi-tasses d'infusion de mélisse et d'hysope et sur l'excellent effet que j'en obtins au bout de ce terme, je pensai que je pouvais faire usage d'une potion que je modifiai cette fois selon la formule suivante :

Infusion de mélisse.	60 gram.
Sirop de morphine.	30 gram.
Eau distillée de menthe.	30 gram.

A prendre la potion tout entière le premier jour, et les jours suivants pendant une semaine la moitié de la potion. Au bout de ce temps la malade fut très soulagée ; elle prit de l'intérêt à la vie, elle put manger raisonnablement ce qui lui faisait plaisir, l'appétit se régularisa, et les infusions de plantes aromatiques et toniques firent le reste, jusqu'au rétablissement complet de cette malade, que nous laissâmes pleine d'espérance dans sa guérison parfaite, lorsque nous quittâmes avec regret ce bon pays, auquel tant de reconnaissance nous attachait déjà ; mais nous avions commencé une carrière, et la raison, jointe au goût militaire, nous faisait un devoir de la continuer dans la circonstance où l'on faisait appel à notre dévouement.

DIX-HUITIÈME OBSERVATION.

Une pauvre femme âgée de 30 ans, d'une constitution rachitique et livrée aux travaux de la domesticité, avait souffert la moitié de sa vie de douleurs à l'épigastre, et de tous les symptômes qui accusent l'état névralgique des voies digestives. Les gaz ballonnaient la plupart du temps son ventre, et la faisaient souffrir, ceux surtout qui s'accumulaient dans l'estomac ; la constipation était une condition permanente ; le sang des règles était de la plus mauvaise qualité, et le retour de celles-ci n'avait rien de régulier quand elles paraissaient ; de là des malaises constants et variés, dont le fonds principal était toujours la névrose gastrique dont nous avons fait mention en commençant cette observation.

Les infusions de mélisse et de menthe, comme préliminaires de la potion, produisirent un assez bon résultat dès les deux premières semaines; j'ajoutai à cette prescription l'eau ferrée, qui eut pour effet concomitant de procurer des menstrues un peu plus louables sous le rapport de la qualité et de la quantité du fluide sanguin; et ne doutant plus, dès-lors, toutes choses égales, que la potion ne produisît le complément de la cure, je prescrivis, aussitôt après les règles, la préparation dont la formule suit :

R.	Infusion de mélisse	60 gram.
	Eau distillée de menthe	30 gram.
	Sirop diacode	30 gram.
	Eau de fleurs d'oranger	8 gram.

à prendre en deux fois et en deux jours; et, sur la réalisation d'un mieux encore plus prononcé, je voulus que la malade en continuât l'usage durant huit jours à moitié dose. La guérison fut, sans doute, la suite de cette administration, qui ne manque guère son effet thérapeutique, comme on le voit. Et pourtant, que l'on considère l'état de la malade que nous venons de traiter, ses fonctions anormales, sa constitution profondément altérée, l'estomac délabré, le service fatigant qu'elle était obligée de faire, même durant le traitement, et l'on verra s'il faut que l'action des aromatiques, joints aux préparations opiacées, soit spécifique dans les cas de névrose gastrique que les médecins ne daignent pas étudier, et pour lesquels les malades sont avertis qu'il n'y a pas de traitement médical.

DIX-NEUVIÈME OBSERVATION.

Si au lieu d'être dans un village, j'avais été dans une grande ville, il est infaillible que je ne fusse devenu un *spécialiste*, quelque soin que j'eusse mis à m'en défendre; mais à la campagne où j'étais seul, j'avais à voir toutes les malades et à traiter toutes les maladies qui survenaient. Cependant le bruit de ma méthode contre les affections gastralgiques s'était tellement répandu que je voyais plus de malades de cette seule affection que de toutes les autres ensemble; et on venait déjà de loin pour me consulter. Il était rare que les personnes du dehors vinssent à moi sans une adresse donnée par un client que j'avais guéri, et qui m'avait fait l'honneur de sa guérison.

Ainsi Madame M., l'une des plus riches fermières de la campagne des Loges, qui était âgée de 65 ans, vint se plaindre que depuis sa jeunesse, elle était tourmentée de tous les signes pathologiques de la gastralgie. « Quoique je sois vieille, M. le docteur, nous dit-elle, j'aimerais bien guérir comme toutes les personnes que vous avez déjà traitées. »

Je fis pour elle ce que j'avais fait pour les autres. Considérant toutefois que l'affection était fort ancienne, je commençai, selon mon habitude, à l'attaquer avec les infusions aromatiques durant une semaine ; puis sur le bon résultat qui en fut obtenu, je passai à la prescription de la potion, selon la formule de l'observation précédente, et le mieux alla progressivement tous les jours de son emploi vers une guérison certaine. Nous sommes persuadé qu'elle se réalisa si la dame en notre absence mit à profit les conseils que nous lui donnâmes, concernant la médication et le régime.

Ce mot de *régime* nous rappelle que nous nous réservons d'en traiter spécialement dans la partie purement scientifique. Ce que nous pouvons dire déjà, et en règle générale susceptible d'exceptions selon les cas, c'est que le régime des gastralgiques est toujours tonique ; lorsque la quantité des aliments n'est pas supportée, nous voulons que la qualité nutritive y supplée. Notre régime, enfin, n'est pas plus antiphlogistique que notre médication thérapeutique. Nous sommes conséquent à notre principe : les névroses ne sont pas des inflammations.

VINGTIÈME OBSERVATION.

Une jeune personne âgée de 19 ans, d'un tempérament mixte et d'une constitution assez délicate, souffrait de douleurs à l'épigastre depuis l'époque de sa formation nubile. Ses parents l'entendaient se plaindre et croyaient, comme tout le monde, que c'était un de ces maux sans remède et pour lesquels il est inutile de consulter le médecin. Aussi n'est-ce pas pour cette affection que je fus appelé auprès d'elle. Deux ou trois fois par semaine cette jeune fille devenait plus souffrante, et c'est dans un de ces accès qu'on me fit venir. Quelques années auparavant une sœur de la malade était morte, me dit-on, d'une maladie dont les symptômes avaient commencé en tout semblables à ceux que présentait le sujet qui nous occupe.

Je trouvai la jeune malade sous l'influence d'une fièvre assez forte qui avait débuté quelques heures avant par un frisson violent et des tremblements musculaires. La face était animée, le pouls élevé, la langue rouge, la soif intense et l'épigastre sensible à la pression. Sur ces indices, je soupçonnai une gastrite aiguë et j'ordonnai l'application de dix sangsues sur le point douloureux, en même temps que des lavements et des cataplasmes émollients et la diète sévère.

Le lendemain tous les symptômes de l'inflammation gastrique étant tombés, j'en induisis que mon diagnostic ne m'avait point trompé, et que la gastralgie ancienne, s'il en existait, devait être compliquée d'une gastrite plus récente. Je m'occupai dès lors de la fièvre qui avait reparu dans l'intervalle du traitement avec des intermittences qui devaient attirer mon attention sur un autre ordre d'affection. Je supposai donc une fièvre intermittente, et pour m'en assurer, en même temps que du type qui lui était propre, je soignai la rémission graduelle des symptômes inflammatoires, et j'attendis; mais, dès le surlendemain, je pus me convaincre que j'avais affaire à une tierce assez régulière, en vue de laquelle j'ordonnai le sulfate de quinine à la dose de 4 décigrammes dissous dans 180 grammes d'eau, avec addition de quelques gouttes d'acide sulfurique pour saturer le sel et lui ôter son amertume (1). La potion fut divisée en trois prises, à la distance de trois heures l'une de l'autre, et la première après la chute complète de l'accès.

Le jour apyrétique j'ordonnai une semblable potion : seulement, la dose du sel quinique fut diminuée d'un décigramme. Or, le lendemain, jour de la tierce, l'accès fut à peine remarquable; je diminuai la dose du sulfate encore d'un décigramme les jours suivants, et le cinquième jour, l'accès n'eut pas lieu. Alors, je pus attendre la manifestation des symptômes gastralgiques, si la maladie existait réellement sous cette double complication; je devais même les apercevoir plus intenses lorsqu'ils seraient dégagés de l'affection qui pouvait en dériver le fonds morbide.

Je n'eus pas longtemps à attendre; à mesure que la

(1) J'ai administré ainsi le sulfate de quinine des milliers de fois dans les hôpitaux militaires de l'Afrique, et je ne l'ai jamais vu faillir dans ses effets ; j'engage mes confrères à répéter mes expériences pour voir s'ils seront aussi heureux que moi.

convalescence de la fièvre et de la gastrite s'opérait, les douleurs nerveuses se dessinaient plus manifestes, et rappelaient à la jeune malade ce qu'elle avait souffert auparavant. Avec la certitude que me donnait l'expérience de l'affection, je commençai donc à prescrire les infusions aromatiques de mélisse et de menthe mêlées; ce dont l'estomac se trouvant influencé en bien, j'arrivai, au bout de la semaine, à l'ordonnance de ma potion, ainsi modifiée pour le cas :

Infusion de mélisse	60 gram.
Eau distillée de menthe	30 gram.
Sirop de morphine	30 gram.

à prendre en deux fois les deux jours suivants. L'effet spécial, sur la névrose gastrique, fut évident dès le surlendemain, à ma grande satisfaction; car je savais qu'un confrère attendait avec jalousie le résultat de ma médication ; et à la grande satisfaction des parents de la malade, qu'on avait persuadés de l'état incurable de la jeune fille, sur la parenté malheureuse qu'elle avait avec la sœur, qui était morte l'année d'auparavant avec tous les symptômes de la phthisie.

A mon départ du pays, c'est-à-dire plusieurs mois après ce traitement, la jeune personne se portait bien, et aucune rechute n'était venue nous faire craindre l'illusion d'une cure réalisée. Je laisse à mes lecteurs le soin de réfléchir sur cette observation : la triple complication la leur recommande à tous égards : un médecin, voué au système de l'inflammation, se serait cru quitte avec la médecine et avec le malade s'il avait appliqué les sangsues et conjuré les symptômes de la gastrite. Il est probable, s'il n'avait négligé les douleurs gastralgiques, qu'il les aurait encore traitées par les antiphlogistiques, lesquels, dans ce dernier cas, n'eussent fait qu'aggraver la maladie au lieu de la guérir, ainsi que nous l'avons vu dans quelques-unes des observations précédentes.

DEUXIÈME PARTIE.

Il nous restait encore un bon nombre d'observations à produire en faveur de notre méthode de traitement et de la doctrine pathologique que nous professons touchant cette classe d'affections que les systèmes de l'irritation ont fait entrer dans le cadre universel de l'inflammation localisée ; mais nous avons craint de fatiguer nos lecteurs par des répétitions que la réalité des faits et les rigueurs de l'observation nous imposent. Les Névroses gastriques, comme toutes les affections, se résument dans le diagnostic d'un ensemble de symptômes fondamentaux : il nous eût donc été impossible de présenter 20 observations de cas simples ou compliqués de l'affection qui nous occupe sans répéter les termes de ces symptômes, et surtout sans reproduire chaque fois la formule de la Potion aromatique et calmante que nous avions à recommander. Nos confrères auront compris que la fidélité d'exposition et l'établissement du diagnostic nous faisaient donc un double devoir des répétitions.

Mais je crois que nous devons suspendre contre notre première intention la série des observations propres pour passer à l'examen des observations que Barras, notre prédécesseur dans l'étude des névralgies, a consignées dans son long Ouvrage. Notre dessein, nous l'avons dit en tête du livre, n'est pas seulement de comparer notre pathologie et notre thérapeutique avec la thérapeutique et la pathologie qu'a portées et mises en œuvre la doctrine physiologique; ce serait la comparaison des contraires les plus diamétralement opposés; mais de mettre en parallèle notre méthode de traitement et notre notion de la maladie, avec la méthode et la notion professées par le docteur Barras.

Or le respect que nous avons pour les œuvres de ce médecin distingué nous fait un devoir d'y prendre quelques unes des observations capitales qui y sont exposées avec tant de soin et d'en déduire le traitement général de l'auteur contre les névralgies qui en font le sujet. Bien des détails que nous avons négligés dans nos observations, bien des accidents de complication variée que nous avons passés sous silence apparaîtront dans celles du docteur Barras, et nous justifieront de notre silence, par la pensée que nous avions de compléter la nosographie des névroses gastriques par la reproduction des principales observations de notre prédécesseur.

L'ouvrage de Barras, à nos yeux, n'est qu'une noble protestation contre le système de l'irritation universelle : en conséquence de cette protestation, il rétablissait de fait dans la science l'existence positive des névroses; en conséquence, il rétablissait également la nécessité d'un autre traitement que celui des antiphlogistiques uniquement préconisés ; mais ce traitement autre et même opposé ne fut pas autrement déterminé ; la diététique seule, l'hygiène et le régime furent influencés et modifiés : il semble, quand on a lu le long ouvrage de Barras, qu'il n'y ait plus qu'à mépriser le moyen antiphlogistique, à négliger toute matière médicale, et à passer du régime débilitant à une alimentation plus tonique. La médecine des névroses enfin, selon le docteur Barras, n'a plus de thérapeutique que dans les moyens hygiéniques puisés à une source contraire aux sources thérapeutiques des systèmes de l'irritation.

Notre progrès sur Barras dans le traitement des gastralgies et des entéralgies consiste donc à avoir une médication prise en dehors et au dessus de l'hygiène, c'est-à-dire dans la Matière Médicale. Nous pouvons répéter tous les conseils du régime graduellement succulent ; nous pouvons répéter tous les anathèmes contre les conseils du système physiologique, nous pouvons enfin avoir avec Barras la même notion pathologique sur l'essence nerveuse de la maladie ; seulement nous croyons aller plus loin que lui ; nous croyons compléter son œuvre de protestation médicale en lui ajoutant un traitement pharmacologique qu'il n'a pas cru nécessaire, et que nous regardons pourtant comme spécial, nous n'osons pas dire *spécifique*, de la maladie que nous étudions. Notre médication, pour être primitive et pour ne pas employer exclusivement les ressources nouvelles de la chimie minérale, n'en est pas moins la recommandation d'un médicament qui se distingue de la nourriture, c'est tout ce qu'il importe. Nous sommes d'une époque où le respect des saines traditions donnait toute l'estime qu'ils méritent aux produits naturels des simples que nous dédaignons aujourd'hui. L'infusion des plantes aromatiques, malgré tous les progrès modernes, sera toujours bien ordonnée pour soulager les douleurs nerveuses de l'estomac, et les préparations les plus immédiates du pavot auront toujours leur prix pour le traitement et la cure de ces affections aiguës ou chroniques. Néanmoins le respect du passé ne nous fera jamais dédaigner les conquêtes du présent et notre adoption du sirop diacode, et plus tard le choix du sirop de morphine auquel nous avons reconnu des propriétés plus actives démontreront le cas que nous faisons des découvertes que la chimie a réalisées au profit de la médecine.

Après ces quelques lignes d'avertissement, nous pouvons passer à la première observation du livre de Barras. Ceux qui connaisent la vie et les œuvres de ce médecin dévoué, verront que cette observation, par le soin qui a présidé à sa rédaction, par les détails qui la caractérisent, par les considérations qui la distinguent, ne peut être, comme on le dirait en peinture, que le *portrait de l'auteur*. Ce médecin qui s'étudie lui-même, en effet, dans ses souffrances de tous les jours, dans ses changements de toutes les heures, dans les accès et les répits de son mal, dans l'action subversive ou efficace des médications qu'il s'applique ou qu'on lui ordonne, ce médecin névralgique enfin, qui parle de lui-même et fait sa pathologie avec tant d'intérêt, c'est Barras lui-même. Cette observation de main de maître, ce modèle de l'observation médicale, la voici en extrait; si nous complétons la thérapeutique de Barras par un traitement médicinal, Barras complète notre pathologie descriptive par une observation qui fera l'admiration des médecins, et qu'à ce titre nous ne saurions résumer assez fidèlement.

RÉSUMÉ ANALYTIQUE DE LA PREMIÈRE OBSERVATION FAITE PAR LE DOCTEUR BARRAS.

Un médecin, âgé de quarante et quelques années, d'une constitution essentiellement nerveuse, naturellement disposé à l'hypochondrie, fut atteint, dès l'âge de 22 ans, d'une névrose violente à la tempe droite. Cette douleur se renouvelait sans fièvre, tous les jours à dix heures du matin, et finissait vers midi. Il employa les antiphlogistiques pour la combattre; elle en fut aggravée; mais l'application d'un vésicatoire à la nuque la fit disparaître.

A l'âge de 29 ans, commença dans le cordon spermatique une douleur qui le fit beaucoup souffrir pendant quatre ans, résista à tous les moyens indiqués, et céda enfin à plusieurs moxas sur le trajet douloureux. Ce médecin fait en passant cette remarque : *Le moxa appliqué sur le nerf affecté, loin de produire de vives douleurs, occasionne plutôt une sensation qui n'a rien de douloureux.*

Deux ans après, au mois de mars, de cruels chagrins lui occasionnèrent une maladie assez extraordinaire dont on ne peut accuser, dit-il, que le système nerveux. Cette maladie était une fièvre intermittente, irrégulière, dont les accès se produisaient deux fois et trois fois dans les 24 heures. Ces accès se composaient d'une forte douleur au dessus de l'œil droit et d'une toux convulsive : au bout de quinze jours, ces symptômes furent accompagnés d'une accélération du pouls et de chaleur à la peau ; une sueur abondante termina les paroxysmes. Il n'y avait point de frisson lors de l'invasion de ces accès, remarque le malade, et l'appétit restait en bon état.

Continuant à vaquer à ses affaires et ne faisant aucun traitement, il consulta, à la fin d'avril, l'un des médecins les plus en renommée de la capitale qui lui prescrivit le bouillon de veau, l'émétique, une purgation et le quinquina en substance. L'estomac ne put pas supporter ce dernier médicament ; on lui substitua le vin de quina, ou de *Seguin* ; le malade en prit plusieurs bouteilles, sans succès, et la maladie continua sa marche avec la même intensité. Désirant vivement se débarrasser de la douleur de la tempe qui était très violente, il répéta le vésicatoire à la nuque et réussit à l'enlever complétement, mais les autres symptômes revenaient par accès irréguliers, surtout la toux, qui était si opiniâtre que le médecin qui lui donnait ses soins craignit sérieusement pour sa poitrine.

Maigre et faible, il fut décidé que le malade irait à la campagne, où il suspendrait l'usage de tout médicament. Il partit le 12 juillet. Au bout de 8 jours plus de fièvre ; les forces et l'embonpoint se rétablirent graduellement, et à la fin d'août il rentra à Paris en assez bonne santé, sauf un léger reste de toux, pour laquelle on lui conseilla l'eau de gruau coupée avec du lait. Il suivit si bien ce conseil qu'il en prit ensuite par habitude, bien, dit-il, qu'il n'en eût plus besoin.

Il faut noter cette habitude, dit Barras, parce qu'elle devint un *abus* auquel on peut attribuer le dérangement successif qu'éprouvèrent les fonctions digestives débilitées dans une période de huit années. Car, au bout de ce terme, tous les symptômes de pesanteur gastrique, de douleur à l'épigastre, de variations de l'appétit, d'éructations, de coliques, de flatuosités et de constipations, etc., qui s'exaspéraient lors des grandes chaleurs et des temps humides, devinrent insupportables et menacèrent la vie du malade.

C'était en 1823 ; les plus violentes douleurs commençaient deux ou trois heures après le repas, comme cela a lieu en général, d'abord par un sentiment de constriction spasmodique, ensuite par une sensation de déchirement, comme nous l'avons vu plusieurs fois dans les observations qui précèdent, puis enfin par des nausées et un malaise intolérable. Lorsque la digestion était terminée, le malade ne sentait plus rien; mais à la prochaine digestion, ne fût-ce que d'un léger bouillon, les douleurs se réveillaient aussi intenses; un repas copieux le faisait quelquefois moins souffrir.

Malgré son *mauvais estomac* et ses souffrances, le médecin continua ses travaux ordinaires, jusqu'au commencement du printemps. A cette époque de l'année, ses douleurs continues, son amaigrissement et le défaut de forces, l'impossibilité de les réparer, et la sollicitude de la part de ceux qui l'environnaient dûrent éveiller son attention.

Ayant lu tout ce qu'on avait écrit depuis quelques années sur la *gastro-entérite chronique*, et trouvant une grande ressemblance entre les symptômes qu'on lui attribue et ceux qu'il éprouvait, il se persuada qu'il était atteint de cette maladie. Cependant, il voulut consulter le médecin qui l'avait soigné pour la fièvre intermittente, avant d'en adopter le traitement. Celui-ci, peu enthousiasmé des théories nouvelles, n'admit pas l'idée d'une gastro-entérite, fit entendre au malade que son cas était plus grave, ce qui frappa vivement son imagination, et lui ordonna de la magnésie et de l'eau de Vichy, de petits potages au gras, un peu de viandes rôties et des légumes au jus, enfin, des aliments toniques en petite quantité, bien que le malade eût plus d'appétit que dans son état de santé. Il lui conseilla enfin de partir pour les eaux de Plombières aussitôt que la saison le permettrait, s'il n'était pas rétabli auparavant.

Les douleurs diminuèrent graduellement à la fin de juin. Des malaises et des pesanteurs à l'épigastre, des rapports, des vents et une constipation invincible étaient les seuls symptômes dont le malade eut encore à se plaindre; mais, comme on le voit, la maladie existait toujours, sauf une certaine amélioration qu'on avait obtenue.

Cette amélioration le dispensa d'aller à Plombières; il fut décidé qu'il suffirait de passer la belle saison à la campagne, où le grand air, la distraction et l'exercice du cheval lui produisirent tout le bien qu'on pouvait en attendre. En effet, les digestions devinrent faciles, le sommeil réparateur, les forces enfin se rétablirent.

Un changement aussi favorable, obtenu en moins de deux mois, aurait dû rassurer l'imagination ; mais il s'affectait pour l'avenir ; il avait le bon esprit de ne pas croire à une guérison solide; une rechute lui paraissait certaine, et en effet, le rétablissement ne fut pas de longue durée. Rentré à Paris le 20 août, il reprit ses travaux habituels, l'exercice de la médecine lui déplaisait ; la vue des malades lui était pénible, le récit des affections de l'estomac, insupportable. Les chaleurs de l'été contribuèrent beaucoup à le faire retomber dans son état primitif. Dès les premiers jours de septembre, les digestions redevinrent difficiles, la douleur épigastrique et les envies de vomir après les repas reparurent ; l'imagination travailla plus que jamais. Il voulut aller consulter un médecin très dévoué à la nouvelle doctrine ; il en revint presque convaincu que sa maladie était une gastro-entérite chronique, malgré les symptômescontraires qu'il put faire valoir, tels que la paleur de la langue, l'absence de la fièvre et de la soif, l'indolence à la pression du creux de l'estomac, et enfin la constipation habituelle. Mais le médecin physiologiste reprenant un à un tous ces symptômes négatifs leur trouvait la valeur positive : la langue n'était pas rouge, mais elle était rosée sur les bords et à la pointe (1). La fièvre et le dévoiement n'existaient pas encore, mais ils allaient venir, disait-il.

Bref, la maladie était une gastro-entérite parfaitement déterminée et contre le diagnostic de laquelle toute considération ou objection d'un autre point de vue devait se briser. Il fallut en passer par là ; le malade se tut, et la question du traitement arriva ; or le traitement découlait naturellement de l'idée pathologique ; évacuations sanguines, eau gommée, diète rigoureuse. Cette thérapeutique en trois points était invariable pour tous les malades et pour toutes les maladies.

(1) C'est là, selon nous, un signe de l'état nevralgique de l'estomac.

Vainement le médecin souffrant rappela à son confrère que les sangsues n'avaient fait que l'affaiblir sans compensation, que l'eau gommée lui donnait des coliques violentes, etc.; il fallut céder sur la qualité du traitement comme sur la nature du mal, ou ne pas consulter. Du reste, le diagnostic avait ses preuves positives comme la médication aurait les siennes quand on l'aurait mise en œuvre.

Ceux qui souffrent sont très faciles à persuader; le traitement fut appliqué selon les prescriptions voulues; mais les douleurs à l'épigastre s'irradièrent dans le dos, les parois thoraciques, les membres supérieurs et la susceptibilité nerveuse de toute l'économie ne fit qu'augmenter; tous les symptômes en un mot furent exaspérés du fait ou des suites de la médication antiphlogistique. La tristesse, par dessus tout, s'empara du malade et le mena jusqu'au désespoir. Nul doute alors que cette nouvelle recrudescence ne fût le résultat de la confiance trop grande qu'il venait de donner au médecin systématique.

Il voulut abandonner le traitement; mais le médecin l'engagea à le continuer, disant que le moment de prendre des toniques n'était pas encore venu; il l'envoya à la campagne, où le bon air lui fit un certain bien, nonobstant le régime contraire à l'essence de sa maladie.

Rentré à Paris au commencement du mauvais temps, le mieux qu'il avait obtenu par le bon air et la température douce de la saison, s'épuisa et la maladie s'exaspéra de nouveau à un point excessif; la sensibilité des organes de la digestion se répandit dans toutes les parties du corps : cependant l'estomac restait toujours le centre des plus fortes douleurs, auxquelles vinrent s'ajouter des sensations bizarres de chaleur ou de froideur, comme si un air brûlant ou glacial fût venu frapper à nu la membrane muqueuse; Il y avait aussi un sentiment de formication insupportable dans cet organe. Cette grande altération de la sensibilité rendit la digestion encore beaucoup plus pénible; car après avoir à moitié satisfait un appétit vorace, il lui survenait des angoisses inexprimables.

Ces souffrances étaient soulagées par l'explosion d'une quantité considérable de gaz. Mais un nouveau repas ramenait les mêmes accidents; car à l'exception des jaunes d'œufs et du sucre qu'il digérait bien, tout le reste l'incommodait plus ou moins; les liquides l'incommodaient plus que les solides; les huîtres aussi lui occasionnaient de fortes douleurs; les aliments bien sucrés passaient plus facilement que les non sucrés. La soupe, le pain, le rôti se digéraient aussi plus facilement que tout autre aliment; la viande gélatineuse ne passait pas bien. L'aveuglement du médecin malade fut tel qu'il continua son régime antiphlogistique, malgré toutes ces indications positives pour l'abandonner

Avec cette nouvelle exaspération des symptômes, les forces et l'embonpoint qui étaient un peu revenus se dissipèrent bien promptement : et l'inquiétude, l'ennui, la taciturnité et le dégoût de la vie devinrent extrêmes; « En repoussant de toutes mes forces l'idée « du suicide, dit le malade... j'aurais voulu que la « nature tranchât des jours qui m'étaient horrible- « ment à charge. »

En même temps, plusieurs phénomènes se développèrent; le froid lui était insuportable; il avait, disait-il, les pieds toujours gelés, et il éprouvait des sensations semblables à des coups de vent froids, tantôt sur une partie, tantôt sur une autre. Il était obligé d'uriner à chaque instant par l'extrême sensibilité qui s'était portée jusqu'à la vessie : cependant les urines étaient très claires. Il était tourmenté également par des palpitations et des battements considérables d'artères; il eut enfin, pour compléter cette série de maux, quelques accès fébriles purement nerveux, qui amenèrent des sueurs. On avait prédit au malheureux malade que des accès de fièvre viendraient terminer la série de ses maux, et il en concevait l'espoir.

Les parents alarmés de sa situation firent appeler un médecin. Ce fut encore un adepte de la doctrine physiologique, qui ne vit dans le cas qu'une gastrite aiguë entée sur une gastro-entérite chronique, et qui conseilla d'emblée 40 sangsues sur la région épigastrique. Le malade s'opposa d'abord à cette ordonnance ; mais quelques jours après, les prières de ceux qui l'environnaient le fléchirent, et il voulut n'en appliquer que 20 avec promesse des 20 autres pour le lendemain, ce qui eut lieu. C'était alors le commencement de décembre.

Les premiers jours qui suivirent cette double application, les douleurs d'estomac se calmèrent; mais bientôt elles revinrent plus fortes que jamais (1), et s'irradièrent jusque sous les seins avec une intensité extrême, surtout lorsque le malade se couchait sur l'un des côtés pour se soulager le dos. La soustraction du sang anéantit le peu de forces qui lui restaient, bref, l'état du malade passa au marasme le plus complet; il éprouvait des défaillances et des lipothymies; il lui fallait sans cesse le flacon d'odeur sous le nez. La région épigastrique était continuellement ballonnée, « ce qui occasionnait, disait-il, des étouffements « et des suffocations imminentes qui ont failli plu- « sieurs fois me faire périr. »

L'estomac était tellement affaibli qu'il se remplissait de gaz, et il n'avait plus la force de s'en débarrasser. D'autres phénomènes fantastiques vinrent s'y ajouter; tels qu'une faim dévorante et un dégoût extrême, un sentiment de vacuité et de plénitude stomacale, quelquefois une sensation de déchirement, comme la séparation du corps en deux.

La sensibilité était en excès dans les voies gastri-

(1) Stool, illustre médecin de Vienne, que l'on ne consulte pas assez souvent, a dit dans sa Médecine pratique, que quand on pratiquait une saignée et que la douleur s'apaisait ou qu'elle revenait bientôt, il ne fallait pas la répéter, parce qu'elle était contraire.

ques, tandis qu'elle était en défaut dans les autres parties ; ce qui fit dire au malade qu'il ne vivait plus que par l'estomac. Ses extrémités étaient tellement insensibles, qu'on aurait pu, disait-il, lui couper un membre sans qu'il l'eût senti : il se brûla un jour profondément les pieds sans éprouver de douleur. Mais il restait encore sensible au froid, et cet agent lui faisait plutôt du bien que du mal ; aussi le recherchait-il plutôt qu'il ne le fuyait.

Toutefois, au milieu de ces désordres de la sensibilité nerveuse les fonctions intellectuelles ne furent point dérangées de leur rectitude naturelle; mais elles étaient très faibles ; il lui eût été impossible d'écrire une lettre ni de lire quelques pages, ni de soutenir une conversation suivie. Ses sentiments affectifs étaient aussi très affaiblis; il mourait de faim et il tremblait à l'idée de manger, tant les digestions étaient longues et pénibles. Cependant il s'occupait plus de sa nourriture que de toute autre chose.

Les sens étaient en harmonie avec la sensibilité de l'estomac; son goût, son odorat étaient si exquis qu'il distinguait la saveur des mets et les odeurs les plus fines. Quant à l'estomac, les débilitants en avaient tellement attendri la muqueuse, qu'un simple bouillon légèrement salé, le vin coupé d'eau, et tous les aliments qui n'étaient pas très doux, lui brûlaient l'estomac et produisaient une grande altération.

Dans cette fâcheuse position, le malade prit le parti de revenir à Paris où il arriva, non sans beaucoup de peine, et après avoir été forcé de s'arrêter deux jours en route.

Rentré chez lui, son premier soin fut de faire appeler le professeur Fouquier, le médecin indispensable d'alors. Il le pria de vouloir bien l'examiner attentivement. Toute information prise des divers signes fournis par la maladie et par les traitements antérieurs, M. Fouquier conclut en ces termes : « Vous n'avez point » d'inflammation gastrique et vous n'en avez jamais » eu; c'est une *gastralgie*, un excès de sensibilité des » nerfs de l'estomac, et rien de plus ; ce qui prouve, » ajouta-t-il, cette opinion, c'est qu'avant la maladie » actuelle, vous avez eu plusieurs névralgies.

» Le traitement que vous avez à suivre, ajouta le » célèbre médecin, est fort simple, et votre guérison » est certaine. » Ce langage, entendu pour la première fois et de la bouche d'un grand praticien, fit le plus grand bien au malade.

Le régime convenable ordonné par le même professeur, contribua puissamment à la guérison. « Ce » régime consistait : 1° à abandonner le lait et les » mucilagineux, dont l'expérience avait prouvé les » mauvais effets; 2° à prendre des aliments légers et » un peu toniques, comme les potages au gras, les » œufs à la coque, les viandes blanches rôties, les » légumes au jus, les fruits cuits et sucrés; 3° à » passer graduellement à des viandes plus fortes, » telles que le mouton et le bœuf; 4° à manger froids » tous les aliments qui en étaient susceptibles :

» 5° à faire usage du pain de gruau et à boire du vin de
» Bordeaux, d'abord très étendu d'eau à la glace,
» et ensuite plus concentré. »

M. le professeur Fouquier lui conseilla encore les bains froids et l'application d'un vésicatoire sur la région épigastrique. Ce vésicatoire, qui fut renouvelé trois fois, tant la peau était insensible, loin de détourner les douleurs stomacales, comme on l'espérait, les rendit plus intenses, en sorte qu'on fut obligé de le supprimer au bout de huit jours. Les aliments un peu relevés occasionnèrent quelques sensations douloureuses; mais le malade, rassuré sur la nature de la maladie, persista à en prendre, et l'estomac ne tarda pas à les supporter. Il commença donc à aller beaucoup mieux ; les forces et l'embonpoint revenaient insensiblement, le moral s'améliorait aussi très vite, en sorte que tout portait à croire que le malade se serait bien rétabli, *quand même un événement à jamais déplorable*, dit le malade, *ne serait pas venu hâter ma guérison* !

Cela pourrait paraître incompréhensible; mais voici le fait :

A la fin de janvier 1824, sa fille unique, âgée de seize ans et demi, et réunissant toutes les qualités qui font le bonheur d'un père, manifesta les premiers symptômes de la phthisie pulmonaire. De ce moment, toute son attention se porta sur son enfant; il ne pensait plus à lui-même; il fut guéri, *singulier remède !* « Plus j'avais d'inquiétude sur le sort de ma fille,

» dit-il, dont la maladie faisait des progrès rapides,
» et mieux je me portais. Enfin, malgré les soins les
» plus assidus de mon ami le docteur B... et de M. le
» professeur L..., j'eus le malheur de la perdre le 24
» avril.

» La douleur inexprimable qu'une perte aussi
» cruelle me fit ressentir, raffermit ma santé ; car de-
» puis cette époque fatale, elle est meilleure qu'avant
» la maladie. »

Les médecins physiologistes n'ont pas manqué, dit toujours l'auteur, de qualifier d'inflammation la névralgie dont il était atteint. En analysant l'observation, ils ont eu soin de passer sous silence tout ce qui prouvait que c'était une véritable névrose ; mais on a eu grand soin de relater tout ce qui peut faire croire que c'était une phlegmasie. On a répété que le malade avait pris de l'émétique et du quinquina, et l'on s'est bien gardé de dire que le malade avait abusé de l'eau de gruau pendant *huit ans*. Si ce n'est là de la mauvaise foi, c'est au moins un manque d'exactitude dans l'exposition des faits. Ils ont même tancé vertement le malade de ce qu'il n'avait pas insisté davantage sur les anti phlogistiques. Selon eux, il aurait fallu répéter les sangsues, précisément parce que leur première application avait aggravé le mal ; doubler la quantité de l'eau gommée, par la raison précisément qu'elle avait causé de violentes coliques; et attendu que le malade mourait de faim, continuer la nourriture atonique qui avait de la peine à passer. Singulier raisonnement ! qu'on ne pourrait comparer qu'à celui qu'aurait tenu un écolier devenu *fou de fanatisme* pour le système du jour !

Les vents, les douleurs d'estomac et du bas-ventre, et l'hypocondrie, qui affectent habituellement le bas peuple du nord de l'Angleterre, et que Whytt attribue au lait, à l'orge, aux pois, au gruau d'avoine, aux choux, à la pomme de terre et aux autres végétaux dont ce peuple se nourrit exclusivement, ne sont point des phlegmasies gastro-intestinales, mais de vraies affections nerveuses, attendu que ce genre d'alimentation n'enflamme pas le canal digestif, mais le débilite au contraire. Le professeur Boyer, dont on ne récusera pas le témoignage, a dit au malade, sujet de cette longue histoire, qu'il avait guéri, à l'aide de la nourriture et des médicaments toniques, plus de trente personnes qu'on avait réduites à l'état le plus déplorable, par les sangsues, l'eau de gomme, le régime lacté, etc.; et Georget dont le mérite et la bonne foi étaient connus, rencontra trois exemples de gastralgie hypocondriaque, dans lesquels le traitement anti-phlogistique eut pour résultat l'extinction physique la plus complète, jointe à une sorte d'imbécillité. Dupuytren n'a-t-il pas cité entre autres cas celui d'une dame à laquelle on avait appliqué près de 500 sangsues, et qu'il avait guérie en peu de temps par le sirop de quinquina préparé à l'eau.

Nous sommes à la fin de l'observation qu'on peut regarder comme une histoire monographique de la gastralgie. Jusqu'à M. Fouquier tous les médecins que consulta notre malade furent unanimes. S'informant peu de la nature de l'affection qui, selon eux, ne pouvait être que phlegmasique, ils ordonnèrent les antiphlogistiques les plus actifs et conduisirent ainsi la maladie jusqu'aux extrêmes et le malade jusqu'au désespoir. Si le patient n'eût pas été médecin il est probable qu'il eût cédé à plusieurs petites indications qui lui eussent révélé l'essence névralgique de son mal, mais il fallait que tout ce qui tenait à la médecine à cette époque payât plus ou moins le tribut au système de l'inflammation.

Quel praticien de ces temps là ne peut-on pas comparer à ce forgeron de Cologne qui se ruinait d'autant plus qu'il travaillait davantage, parce que le charbon qu'il consumait dans un jour lui coûtait plus cher qu'on ne lui payait sa journée ? Il y avait bien du charbon de terre dans le voisinage ; un moine lui en recommandait bien l'usage, lui en vantait le profit. Ici l'habitude produisait l'effet du système : les antiphlogistiques étaient à la mode ; dans l'incertitude où les savants avaient laissé la médecine touchant les névralgies et la manière de les distinguer, on les employait contre ces affections ; et les pertes recueillies tous les jours ne pouvaient faire obstacle au système. Dans cet état de choses, les indications les plus positives passaient inaperçues, et le médecin se fût présenté en vain avec une notion et une médication différentes de celles que proclamait le système ; on ne l'eût pas écouté.

Nous ne serons pas aussi mal reçu aujourd'hui, que les illusions sont tombées et que les disciples ardents ont fait leurs preuves; nous apportons un traitement, nous apportons un régime, nous apportons une étiologie de la maladie qui nous occupe ; et nous osons compter que nos travaux ne seront pas perdus.

Nous allons, pour continuer l'exposition complète de notre plan, reproduire encore quelques extraits des observations recueillies par Barras ; on sait quel est notre dessein : d'abord nous voulons rendre à ce savant confrère l'honneur qui lui est dû dans la chute de la doctrine physiologique ; mais nous voulons ensuite faire voir par des citations, que Barras n'a pas connu positivement la formule de la médication spéciale que réclament les névroses de l'estomac et des intestins. En effet, vouloir traiter une affection par le régime seul, n'est pas formuler un traitement médical dans la véritable acception du mot.

DEUXIÈME EXTRAIT D'OBSERVATION.

Un homme âgé de près de 40 ans, clerc-notaire à Paris. Les fatigues produites par le travail du cabinet le disposèrent à une névrose de l'estomac compliquée d'hypocondrie ; et un vif chagrin, occasionné par la perte de sa mère fit déclarer cette maladie assez rapidement. Elle s'annonça, comme cela arrive presque toujours, par des digestions pénibles et des douleurs à l'épigastre, plus fortes après qu'avant le repas.

Ce malade se confia à un jeune médecin très instruit, mais très partisan de la nouvelle médecine physiologique. On pense bien qu'il crut que son malade était atteint d'une gastro-entérite chronique, et qu'il le traita en conséquence : il lui fit donc appliquer 120 sangsues, divisées en plusieurs applications, et le mit en même temps à l'usage inévitable de l'eau gommée, et de tous les autres antiphlogistiques.

Or, la maladie, loin de marcher vers le but que le jeune médecin attendait, s'exaspéra : les douleurs de l'estomac devinrent plus intenses, et la sensibilité de cet organe s'exalta considérablement; la plus légère quantité d'aliments occasionnait de vives souffrances durant la digestion. C'était alors des nausées, des éructations presque continuelles ; et une constipation des plus opiniâtres accompagnait ces symptômes; l'abdomen se météorisait souvent par une grande quantité de gaz qui se développaient dans les intestins. Les urines étaient claires, elles excitaient de la cuisson en traversant le canal uréthral. Les forces et l'embonpoint diminuaient beaucoup sous l'influence de ces souffrances; il y avait de plus, des étouffements, des palpitations de cœur et des douleurs violentes, tantôt dans une partie, tantôt dans une autre ; le malade était devenu extrêmement sensible au froid ; le moral s'affectait considérablement : l'ennui, le découragementment et le dégoût de la vie s'ajoutèrent bientôt à cette cohorte de symptômes et de souffrances.

On convoqua deux consultations médicales qui n'eurent aucun résultat favorable. L'un des consultants eut la bonne idée de proposer un traitement tonique et sédatif; on ne suivit pas son conseil, *le seul bon*, selon nous; on ajouta, au contraire, au traitement antiphlogistique, les bains tièdes, qui achevèrent d'énerver le malade, et un vésicatoire à la cuisse, qui augmenta encore l'irritation nerveuse de tout le corps.

Après onze mois de traitement et de souffrances, une personne qui s'intéressait beaucoup au malade, sachant que M. Barras s'était délivré d'une semblable maladie, obtint une visite de ce médecin. Lorsque Barras vit le malade au mois de février, le malheureux était réduit à l'usage de l'eau lactée, d'une décoction de pommes pour toute alimentation, et de boissons prétendues alimentaires qui exaspéraient la gastralgie. La situation physique et morale était affligeante, dit M. *Barras*; le malade s'effrayait beaucoup d'entendre le bruit du gargouillement des gaz dans son canal intestinal. La maigreur était extrême, et les forces étaient entièrement anéanties; le sommeil nul ou très agité. Il y avait des évanouissements et des défaillances très fréquentes, de sorte que les personnes qui entouraient le malade ne lui donnaient que quelques jours d'existence.

Nonobstant ce pronostic fatal, M. *Barras* assura

qu'il n'y avait point de lésion organique, ni de phlegmasie gastro-intestinale; que la maladie était purement de nature nerveuse, surtout des nerfs de l'estomac ; il rassura autant que possible le moral du malade, lui dit qu'il avait été aussi mal et qu'il guérirait comme lui. On supprima les bains tièdes, ainsi que les boissons atoniques ; on fit prendre des bains frais, de petits potages au gras, et du vin de Bordeaux coupé avec de l'eau à la glace; puis un peu de viandes rôties et des légumes au jus : le régime enfin qui lui avait si bien réussi à lui-même, quand il était dans cet état.

Barras prévint le malade que d'abord son estomac les supporterait avec peine, mais qu'il ne tarderait pas à s'y accoutumer. On ne suivit ce régime qu'en partie : les craintes du patient et celles du médecin ordinaire, qui ne rêvait que gastro-entérite, empêchèrent de le suivre intégralement. Toutefois une amélioration remarquable se manifesta, et ce succès l'encourageant, il mangea bientôt sans ménagement, ce qui retarda souvent la convalescence; car si l'estomac demande de l'énergie dans cette affection, il redoute aussi beaucoup les indigestions qui proviennent des excès. Vers la fin d'avril ses forces étant en partie revenues, ce jeune homme partit pour faire un voyage dans son pays natal, d'où il écrivit peu de temps après qu'il allait de mieux en mieux. Au bout de quatre mois, il revint à Paris, jouissant d'une bonne santé.

L'aveuglement et la prévention des adeptes de la nouvelle doctrine physiologique était tel que le médecin qui avait traité ce malade persista à croire qu'il l'avait guéri d'une gastro-entérite chronique. Il est donc bien difficile d'ouvrir les yeux à la lumière quand on vit dans l'erreur.

En résumé, Barras fut, pour le clerc de notaire, ce que Fouquier avait été pour lui, un envoyé de la Providence. La doctrine physiologique a heureusement fait son temps, et nous avons la confiance que la publication de notre ouvrage vient dans une circonstance où rien ne s'opposera à l'application du traitement que je suis venu recommander à mes confrères. Si quelque reste du système les préoccupe encore, qu'ils veuillent bien à titre d'essai tenter une courte expérience de notre médication ; dans le doute même de la nature du mal, elle ne peut leur servir qu'à éclairer le diagnostic ; mais elle éclairera aussi la thérapeutique.

TROISIÈME EXTRAIT D'OBSERVATION.

Une jeune femme eut une couche très laborieuse, suivie d'une violente péritonite, compliquée de symptômes cérébraux. Ces affections nécessitèrent un traitement antiphlogistique des plus énergiques. La malade porte à 400 le nombre des sangsues qu'on lui appliqua, sans compter plusieurs saignées aux bras, aux pieds, à la tête et sur le dos des mains. Depuis cette époque, l'abdomen n'avait jamais repris sa souplesse naturelle ; les menstrues n'avaient paru qu'en petite quantité et irrégulièrement.

Six mois après, à la suite d'un excès dans le régime, il survint une soi-disant gastro-entérite, pour laquelle la malade séjourna six semaines dans une maison de santé.

Elle avait alors une aphonie survenue subitement, et des vomissements offrant cette particularité qu'elle rendait sur le champ toutes les matières *liquides*, tandis qu'elle conservait longtemps les substances *solides*, et que celles-ci n'étaient rendues qu'au moment où elle venait d'ingérer des boissons.

On soumit de nouveau la malade à un traitement antiphlogistique et débilitant ; on appliqua soixante sangsues sur le ventre, cinquante au cou ; on donna des bains gélatineux, et on lui fit suivre un régime lacté; mais, est-il dit, elle prenait clandestinement de la salade, du café et autres excitants.

Elle sortit de la maison de santé sans amélioration sensible ; le mal empira jusqu'à son entrée dans un hôpital de Paris, au mois de février. On observait alors les symptômes suivants ; elle était maigre, la peau était chaude, mordicante ; le pouls petit et fréquent ; la langue rose, pâle et sèche aux bords et à la pointe, brunâtre et lisse au centre et jusqu'à la base; douleur vive à une pression légère sur l'épigastre et dans toute l'étendue de l'abdomen ; cardialgie, nausées à des intervalles irréguliers et même dans l'état de vacuité de l'estomac; douleurs intermittentes, vives, suivant le trajet des intestins ; constipation, sentiment de fatigue, brisement dans les lombes et les membres ; tiraillements douloureux interscapulaires ; extinction complète de la voix ; urines rouges, rares ; face animée, n'indiquant pas une douleur profonde ; agitation et insomnie,

On crut avoir à combattre franchement une *gastro-entérite* et une *péritonite* chroniques ; il n'en était rien cependant, dit M. Barras ; et voici ce qui arriva. On prescrivit un large cataplasme sur la région ombilicale ; pour boisson une dissolution de gomme édulcorée, et du lait pour toute nourriture ; mais, après les liquides ingérés, vomissements.

Le sucre était le seul aliment que la malade ne vomissait pas. On continua la même médication, avec quelques bains, mêmes effets jusqu'au 12 février. Le 13, on mit un vésicatoire sur l'épigastre, et on donna de la pâte de lichen, elle fut bien digérée. Le 22, on administra un verre d'eau de Baréges avec du lait, en trois fois ; la dernière dose excita des vomissements, des douleurs et des efforts convulsifs, qui obligèrent à appeler l'élève de garde : c'était M. Lembert, auteur de Recherches sur l'usage *endermique* de quelques sels et alcalis végétaux. M. Lembert profita de ce que la malade avait un vésicatoire à l'épigastre, pour y appliquer quelques *centigrammes* d'acétate de morphine; les symptômes facheux qui se présentaient, furent arrêtés en peu d'instants, les vomissements cessèrent comme par *miracle* (1), et la malade passa une nuit très calme. A l'aide de ce médicament énergique, dont on porta graduellement la dose à 12 centigrammes et demi, les vomissements devinrent rares, et le sommeil fut bon.

Le 9 mars on donna du lait, du pain et des oranges pour aliments; ils ne furent pas vomis.

Le 10 mars, la malade recouvra la voix : l'abdomen était devenu souple, et il y avait un mieux général évident.

Le 14, on accorda une nourriture plus réparatrice. M. Barras regrette que M. Dubourg, auteur de cette observation, n'ait pas parlé de l'appétit de la malade. Nous pensons, en effet, que cela contribue à éclairer le médecin sur la nature de la maladie; l'appétit variable, irrégulier, impérieux est la preuve de l'état névralgique de l'estomac. Dans les gastrites et les gastro-entérites, au contraire, les malades n'éprouvent jamais le senti-

(1) Dès ce moment la névralgie gastrique était évidente. Cette découverte guida le traitement dont on n'eut qu'à se louer. Cette maladie n'était pas bien dessinée d'abord; il était permis dans ce cas, de croire avoir à faire à une phlegmasie du tube digestif. Il est donc bien important de faire attention, lorsqu'il y a de si grands désordres dans une maladie, et de chercher à en découvrir au plus tôt la nature pour soulager au plus vite le malade.

ment de la faim; loin de là, tous les aliments leur répugnent.

Cette observation, pour des esprits moins prévenus que les systématiques, eût servi de guide pour arriver à la médication opiacée que nous venons proclamer comme souveraine. Mais,quand on veut tout interpréter au profit d'un système, la vérité a beau frapper les yeux, l'intelligence n'est pas éclairée. Pour nous, cette observation prouve donc deux choses, et c'est pour cela que nous en avons fait l'extrait; la première, c'est que la maladie n'était pas une phlegmasie gastrique, maisune névrose ; la seconde, que l'Opium en est le médicament spécial. Et nous ne concevons pas qu'un homme de pratique, comme Barras, ne soit pas arrivé à ces deux conclusions qui sont toute la substance de la pathologie et de la thérapeutique que nous venons exposer dans ce volume.

QUATRIÈME EXTRAIT D'OBSERVATION.

Une dame âgée de quarante et quelques années, d'une constitution très nerveuse et très sujette aux maux d'estomac, vit ses douleurs fortement augmentées à la suite d'un violent chagrin que lui causa la mort de son père. Elle était sujette d'ailleurs à des spasmes de poitrine et des suffocations passagères.

On lui fit subir trois applications de sangsues ; on lui ordonna des boissons mucilagineusss, et un régime sévère, malgré l'absence de fièvre et la continuation de son appétit.

Au mois de novembre, survint un délire furieux. La malade, qui craignait de prendre un bouillon pendant qu'elle jouissait de ses facultés intellectuelles, tant elle était effrayée du danger imaginaire de prendre de la nourriture, veut manger à toute force ; elle s'emporte contre les personnes qui l'entourent, disant qu'il est affreux de la faire mourir de faim et elle se lève malgré sa grande faiblesse, pour se procurer des aliments. Appelé dans ce temps là, M. Barras conseilla une alimentation tonique, prise modérément, et des ventouses sèches sur la poitrine.

Les digestions, accompagnées de beaucoup de vents d'abord, se rétablirent par degrés, et les douleurs d'estomac, ainsi que les suffocations, disparurent entièrement. Au 13 décembre, la malade s'était si bien remise qu'elle mangeait beaucoup et buvait près d'une bouteille de vin de Bordeaux par jour. Elle n'en ressentait aucune incommodité; ses forces et son embonpoint reprirent leur état normal ; son délire se calma, et ses yeux étaient moins hagards, l'incohérence de ses idées disparut, et sa guérison complète ne se fit pas longtemps attendre; sa mémoire est cependant restée faible.

M. Barras, dans les réflexions qu'il fait sur cette observation avoue qu'il ne croit pas que la faim naturelle produise la folie ou aliénation mentale; mais il ne doute pas que la faim extraordinaire qui dépend d'une affection nerveuse du principal organe digestif, ne puisse en être une cause occasionnelle. On s'étonnerait en effet que l'influence sympathique que l'estomac exerce sur le cerveau ne pût l'occasionner. Nous savons aussi qu'en vertu de cette influence, la gastralgie, boulimique ou non, entraîne quelquefois les symptômes hypocondriaques les plus prononcés. Or, de l'hypocondrie à l'aliénation mentale il n'y a peut-être qu'un pas, chez des personnes prédisposées à perdre la raison. On cite le cas d'un homme d'une trentaine d'années qui devint fou à la suite d'une gastralgie traitée pendant dix-huit mois par les anti-phlogistiques. On sait aussi que la plupart des auteurs qui ont traité les vésanies, par exemple les professeurs Pinel et Esquirol, placent dans les viscères abdominaux le point de départ d'un bon nombre de névroses semblables. Toutefois, il y a d'autres médecins qui pensent que la folie a constamment son origine dans le cerveau; mais, disent d'autres non moins savants, l'expérience est contraire à cette opinion. A ce sujet nous aimons à citer les paroles de l'immortel Bœrhaave : *Amentia, id est absentia principii ratiocinantis, in homine habet sæpe sedem et causam in systemate nervoso ventriculi* (*prælect. acad. de morb. nerv.*) c'est-à-dire que chez l'homme la folie ou l'absence de la raison, a souvent son siége et sa cause dans le système nerveux de l'estomac.

Cette observation, remarquable à tous égards, nous a paru d'un intérêt tout particulier pour prouver : 1° combien peut être grande l'influence des affections nerveuses gastriques sur les fonctions humaines jusqu'à celles de l'intelligence inclusivement ; 2° combien peut être funeste et subversive la médication antiphlogistique dans le traitement de ces mêmes affections. Les névroses de l'estomac et des intestins peuvent être le point de départ et la source du plus profond désordre.

Dans l'observation qui nous occupe l'on voit que la suspension seule de la thérapeutique antiphlogistique et l'alimentation convenable suffisent pour ramener lentement l'organisme à l'état normal ; que n'eût-on pas gagné de temps et de soins hygiéniques si on avait pu appliquer à la maladie le traitement aromatique et opiacé que nous apportons dans la science de guérir ces maladies ? Quant au seul moyen vraiment médical que Barras ordonna dans ce cas, c'est-à-dire les ventouses sèches, nous ne les trouvons pas conformes à notre manière de voir : l'idée d'une dérivation de l'intérieur à l'extérieur qui était bonne, nous semble devoir être plus que balancée par l'exaspération que ce moyen devait produire dans une organisation déjà assez exaltée par elle-même ou par l'effet des moyens mis en œuvre jusque là.

CINQUIÈME EXTRAIT D'OBSERVATION.

M. L..., âgé d'environ 30 ans, d'un tempérament lymphatico-nerveux, maître d'hôtel, se plaignait depuis longtemps d'avoir un mauvais estomac ; il digérait avec peine les aliments d'une nature froide. A diverses reprises, il avait vomi des fruits plusieurs jours après les avoir mangés, quoique d'autres substances, prises pendant cet intervalle de temps eussent été digérées. Quelques années avant sa dernière maladie, il éprouva des douleurs d'estomac, qu'il avait remarqué s'exaspérer toujours par l'usage du lait.

Au mois de mai 1826, il éprouva une recrudescence de douleurs à l'épigastre, notamment après ses repas; les digestions étaient lentes et laborieuses ; il y avait des éructations, des coliques flatulentes, une constipation opiniâtre ; cependant point de fièvre, point de vomissements, et l'appétit persistait. C'eût été ici le cas d'administrer l'infusion de mélisse simple ou mélangée avec l'hysope, et les potions aromatico-calmantes, formulées plusieurs fois dans mes propres observations ; mais les idées n'étaient pas dirigées en ce sens, le système de l'irritation voulait des sangsues, on en appliqua 95 en cinq fois et à intervalles assez rapprochés, puis *l'inévitable* eau gommée. Les bains tièdes, les lavements émollients vinrent compléter la diète absolue. Heureusement qu'après 50 jours d'un pareil traitement, le médecin tomba malade et que M. Barras fut appelé le 6 juillet à le remplacer.

J'ai vu, dit-il, beaucoup de personnes atteintes de gastralgie et épuisées par les antiphlogistiques; mais je n'en avais pas encore rencontré une qui fût réduite au point où se trouvait ce malade. On ne pourrait se faire une idée juste de son état qu'en se représentant un homme qui se meurt d'inanition : la maigreur était au dernier degré de marasme; la faiblesse était si grande que ce malade ne pouvait plus se remuer; ses yeux étaient ternes, mourants, et enfoncés au fond des orbites; il distinguait à peine les objets qu'il avait devant lui. La face était pâle, elle représentait un individu (*exsangue*); la langue était humide dans toute son étendue, blanche au milieu, rosée sur les bords et à sa pointe ; dégoût prononcé pour les boissons et, depuis quelque temps, vomissement de l'eau gommée; mais il existait encore du désir pour les aliments. Le pouls était faible, comme on peut bien le penser; la peau froide, surtout aux extrémités; les urines étaient très claires et abondantes, mais point de garde-robes. La région épigastrique n'offrait rien de remarquable, si ce n'est que la paroi antérieure s'appliquait sur la colonne vertébrale, et que les battements du tronc cœliaque et de l'orte étaient très sensibles au tact et même à la vue. Le malade s'assoupissait, sans jouir du sommeil; abattu et découragé, il attendait son dernier moment d'existence à chaque instant.

Je fus inquiet sur cette situation, dit M. Barras. Il craignit en effet une lésion organique, et son pronostic fut douteux. Cependant, il releva le courage du malade, en lui faisant espérer qu'un autre traitement le guérirait : il proscrivit tous les moyens déjà employés, et il ordonna des bouillons au gras, d'abord coupés avec de l'eau de poulet et plus tard purs. Ces bouillons passant bien,on les rendit plus nourrissants per l'addition d'un peu de biscotte de Bruxelles. Bientôt le malade suça des viandes blanches rôties, et en avala même quelques bouchées. Le douzième jour du nouveau régime, il digérait une aile de poulet, ou une côtelette de mouton, et buvait du vin de Bordeaux, étendu de beaucoup d'eau. Son appétit devint si vif qu'il lui fallait toute sa raison pour ne pas trop manger.

Mais il faut observer que les digestions n'étaient pas toujours faciles, et que quelquefois elles lui causaient du malaise et une sensation désagréable particulière, dont il cherchait à donner une idée en disant que les aliments descendaient par *saccades*, mais le mieux général l'encourageait; car le rétablissement des évacuations alvines, et le retour du sommeil, des forces et de l'embonpoint, se manifestèrent assez tôt. Il continua à prendre avec modération une nourriture tonique, et six, semaines après, il se trouvait assez bien rétabli pour reprendre ses fonctions accoutumées de maître d'hôtel.

Chacun fera les réflexions naturelles qui nous viennent : la maladie du médecin physiologiste et l'arrivée de Barras sauvèrent le pauvre patient de cette mort d'inanition continue que le système de l'inflammation appelait son traitement : voilà ce qui ressort avec évidence de cette observation.

SIXIÈME EXTRAIT D'OBSERVATION.

H., âgé de trente et quelques années, employé dans un bureau; doué d'un tempérament lymphatico-nerveux, était sujet, depuis plusieurs années, à des douleurs d'estomac qui se déclaraient quelques heures après les repas, et cessaient dès que la digestion était faite : il n'avait jusque là fait usage d'aucun médicament, parce que, du reste, sa santé était bonne et qu'il pouvait continuer ses occupations; mais, bientôt, les souffrances de l'estomac devinrent si intenses, qu'il fut forcé de s'aliter. Le médecin qu'on appela fit appliquer, on le devine, des sangsues à la région épigastrique et prescrivit une boisson mucilagineuse et une diète sévère. Quatre jours après, le calme se rétablit, et H... fut apte à reprendre ses fonctions. C'était à la fin du mois d'août.

Au mois de novembre 1826, les douleurs d'estomac se reproduisirent de nouveau quelques heures après les repas, et devinrent plus violentes qu'auparavant ; il y avait des nausées et souvent des vomissements d'une assez grande quantité de matières aqueuses. Du reste, l'appétit était excellent, plus développé même que dans l'état de santé ; point de soif anormale ni de fièvre, et le sommeil était bon.

On ordonna encore une saignée locale, l'eau de gomme et la réduction des aliments ; pendant l'emploi de ces moyens, la maladie fit de si grands progrès, que l'ingestion d'une simple soupe était toujours suivie de fortes douleurs épigastriques, qui ne se dissipaient que lorsque le malade se mettait dans son lit. On en revint aux sangsues, soixante furent appliquées en quatre fois ; on revint aussi aux bains tièdes, aux lavements mucilagineux, aux cataplasmes émollients sur l'estomac, et on ne permit au malade que du lait pour toute nourriture.

Plus tard, on remplaça les cataplasmes par un emplâtre de poix de Bourgogne, saupoudrée de tartre émétique et ensuite par un vésicatoire ; le régime antiphlogistiques fut continués à l'intérieur.

La gastralgie existait depuis cinq mois sans interruption, lorsque M. Barras fut appelé auprès du malade, le 22 avril 1827. Il le trouva maigre et très faible; la langue était blanche au milieu, rosée au pourtour et à la pointe ; l'appétit ordinaire était léger ; mais il y avait de fausses faims et des maux d'estomac, après avoir pris le lait. Ces douleurs s'irradiaient même sur les parois thoraciques, les épaules et le dos, mais elles n'augmentaient pas par la pression ; il y avait des rapports, des borborygmes et des flatuosités ; la constipation était opiniâtre et les urines étaient limpides et abondantes; la tristesse enfin, l'ennui et le découragement achevaient le tableau de cette observation.

Le diagnostic ne présentait donc pas d'incertitude : c'était une gastralgie, entretenue et aggravée par le traitement antiphlogistique et les irritants sur l'épigastre. D'autre part, l'indication thérapeutique à remplir était claire : il fallait rétablir le courage abattu du malade, calmer les douleurs et fortifier l'estomac; c'est ce que Barras crut faire en promettant au malade qu'il serait bientôt guéri, en appliquant sur la région de l'estomac un emplâtre de thériaque saupoudré avec trente centigrammes d'acétate de morphine, et en lui conseillant de passer graduellement à une nourriture plus substantielle.

Le 30 avril, la figure du malade était meilleure, et le moral paraissait moins affecté. Cependant, il éprouvait encore, presque tous les jours, des douleurs épigastriques qui se propageaient sous le sein gauche; tantôt elles se développaient avant les repas et disparaissaient par l'ingestion des aliments, tantôt elles ne survenaient que deux ou trois heures après avoir mangé et se terminaient à la fin de la digestion. Le lait, les bouillons, les potages au gras ou au maigre les déterminaient indistinctement.

On continua l'emplâtre de thériaque, et le malade prit le sirop de morphine, à la dose de quatre cuillerées à café par jour. Des viandes blanches et brunes furent ajoutées à l'alimentation.

En insistant enfin sur l'usage de ces moyens, et en augmentant graduellement la quantité d'acétate et le sirop de morphine, la gastralgie disparut, les digestions se firent bien, le ventre devint libre, et le 18 juin, la guérison étant complète M. H. put reprendre ses occupations et ses travaux accoutumés.

L'extrait substantiel que nous venons de faire de cette observation s'explique, dans notre ouvrage, par la ressemblance accidentelle que le traitement médical, employé par Barras, offre avec le traitement que nous venons préconiser. Oui, la morphine est le médicament héroïque des névroses qui nous occupent; à l'extérieur comme à l'intérieur cette substance produit le soulagement immédiat et la guérison à bref de délai, mais la thériaque enveloppant la poudre d'acétate devait en atténuer l'effet, et nous lui préférons, dans notre pratique, l'emplâtre de sparadrap simple qui ne présente pas cet inconvénient. En attaquant le mal dans sa source, nous eussions ajouté l'usage répété des infusions aromatiques qui relèvent le ton de l'estomac et lui donnent l'énergie nécessaire à la digestion. Voilà notre thérapeutique, Barras, en arrivant jusqu'au sirop de morphine, sans intention marquée, n'a fait que toucher à notre traitement.

SEPTIÈME EXTRAIT D'OBSERVATION.

Un homme âgé de près 50 ans, d'une constitution très nerveuse, employé dans une administration, consulta le Dr Barras en juillet 1827 ; voici l'histoire de de sa maladie : « Depuis plus de dix ans mes digestions se faisaient mal ; après avoir mangé, j'éprouvais habituellement des malaises et des pesanteurs vers l'estomac ; j'avais des rapports, des vents et des coliques ; mon ventre était gonflé, et je ne pouvais aller à la garde-robe qu'à force de lavements ; néanmoins, l'appétit se conservait, et je continuais à remplir mes fonctions administratives. Mais en 1825, les digestions devinrent beaucoup plus pénibles, je ressentais de violentes douleurs après les repas, et je commençais à prendre de l'inquiétude sur mon état. Le médecin que je fis appeler me dit que j'avais une gastro-entérite chronique ; qu'il fallait appliquer des sangsues à l'épigastre, boire de l'eau gommée, vivre de lait, de poisson, de légumes, de fruits, et encore ne contenter qu'une partie de l'appétit.

» La maladie n'ayant fait que des progrès, on crut

que ce traitement n'était pas assez actif ; en conséquence, on revint plusieurs fois aux sangsues, on varia les boissons, et on réduisit le régime à presque rien. Désespéré de ma situation, je me décidai, avec l'approbation de mon médecin, à aller prendre les eaux de Plombières, où je passai deux mois de l'été de 1826, et d'où je revins encore plus malade qu'avant de m'y rendre.

» Je ne sais, continue le malade, par quelle fatalité cette médication et même les sangsues furent continuées, car le professeur Dubois, qui vint me voir comme ami, m'engagea fortement à cesser tout traitement médicinal, et à ne prendre que des aliments substantiels. Bref, à la fin de l'hiver de 1827, je ne vivais que de bouillon de poulet, d'eau lactée, de potages au maigre, et mon estomac avait de la peine à les supporter ; la constipation était invincible, le sommeil très agité, je n'avais plus de forces et j'étais réduit au dernier degré de maigreur : l'esprit était si vivement affecté que je croyais succomber à chaque instant, et la mort me paraissait un bienfait.

» Dans cette fâcheuse position, j'eus connaissance de votre *Traité sur les gastralgies*. En m'apprenant qu'au lieu d'une gastro-entérite, je n'avais qu'une affection nerveuse de l'estomac et des intestins, votre livre apaisa mon imagination, et me fit espérer que j'obtiendrais ma guérison en suivant un régime contraire. Mon espoir ne fut pas trompé : aussitôt que j'eus commencé à prendre des aliments toniques, ma situation s'améliora d'une manière remarquable. Encouragé dès lors, je continuai le même régime ; il n'y a pas encore deux mois que je l'ai adopté, et ma santé est presqu'entièrement rétablie ; il ne me reste plus qu'un peu d'agitation et quelques inquiétudes qui disparaîtront par la suite. Aussi ne viens-je pas vous voir aujourd'hui pour vous demander des conseils, mais pour vous remercier d'avoir publié votre ouvrage. »

Ayant revu M. F.... depuis cette époque, j'ai la certitude, dit M. Barras, qu'il continue à se bien porter.

Voici enfin une observation qui démontre péremptoirement tout ce que nous avons besoin de prouver pour expliquer et justifier la publication de notre travail pratique.

Où est le traitement médicinal proprement dit dans cette observation ? Y a-t-il un traitement vraiment thérapeutique dans le livre, si recommandable d'ailleurs, de feu le Dr Barras ? il n'y en a pas, et la preuve, c'est qu'un malade s'est guéri lui-même, n'ayant que le régime alimentaire à changer. Or, n'y a-t-il dans la médecine des névroses gastriques ou autres que l'alimentation à changer? en d'autres termes, n'y a-t-il que défaillance ou inanition, et rien de réellement morbide dans la gastralgie? Voilà la question.

Adressée à Barras lui-même cette question lui eût fait combler le vide qu'il laissait dans son œuvre, et la révolution dont il donna le signal contre le physiogisme, il l'eût peut-être achevée lui-même. Non, les névroses ne sont pas seulement un défaut de forces ou de ton dans l'organisme ; si la gastralgie est une maladie, il est de rigueur qu'elle soit une perversion ou un vice dans l'état normal des nerfs de l'estomac, et dès lors il ne faut plus seulement une nourriture, mais un médicament, il ne faut pas seulement une substance nutritive ou analeptique, mais une substance pharmacologique.

Qu'arrivera-t-il aux malades guéris de Barras? il arrivera que le moindre accident renouvellera l'affection, le fond pathologique ou vicié n'ayant pas été atteint par le régime. Selon nous, celui qui prétend vaincre une maladie avec l'alimentation abjure la médecine. Barras a employé des médicaments, nous l'avons vu dans la précédente observation ; mais aussi, nous l'avons dit, il ne les a employés qu'accidentellement. Cherchez un seul passage de ses deux forts volumes où il en recommande un d'une manière positive et méthodique; cherchez un passage où vous lisiez qu'un médicament véritable est nécessaire, vous ne l'y trouverez pas, et voilà pourquoi nous disons que Barras n'a fait que la moitié du traitement des gastralgies, et pourquoi nous prenons la liberté de dire que nous venons compléter Barras.

HUITIÈME EXTRAIT D'OBSERVATION.

M. L***, officier supérieur retraité, âgé d'une cinquantaine d'années, d'un tempérament nerveux, se porta bien, quoique sa constitution fût délicate et irritable, pendant tout le temps qu'il fit la guerre, et sa santé ne fut jamais meilleure que pendant la désastreuse campagne de Russie. Rentré dans les loisirs de la vie civile, ses digestions devinrent mauvaises, et des douleurs d'estomac amenant la tristesse, le malade devint hypocondriaque.

Le médecin auquel il se confia déclara une gastro-entérite latente, prescrivit des sangsues à l'épigastre et un régime sévère, composé d'aliments débilitants. Or l'officier ayant déjà remarqué que les aliments de cette nature lui étaiet contraires, ne se soumit qu'avec peine à un traitement qu'il trouvait d'ailleurs peu fait pour calmer la faim qui le pressait souvent. Sous l'influence de cette médication, la gastralgie et le trouble de ses digestions augmentèreut beaucoup, les forces tombèrent, le sommeil devint nul, et le moral s'affecta au plus haut degré. Dans cette situation, il fut envoyé à Plombières ; mais le malade n'y trouva aucun soulagement.

Rentré chez lui, en province, il voulut continuer néanmoins ce régime peu réparateur, et passa l'hiver sans éprouver d'amélioration. Au bout de dix-sept mois de maladie, il eut connaissance du *Traité sur les gastralgies* de M. Barras, ce qui le décida à venir à Paris pour y consulter l'auteur; c'était en 1827.

L'imagination du malade était si fortement frappée qu'après avoir fait l'histoire de sa maladie au Dr *Barras*, il lui demanda s'il devait faire son testament. Le médecin ne reconnaissait rien de fâcheux, si ce n'est que la maigreur était arrrivée à l'état de marasme ; considérant d'ailleurs que le malade avait eu la force de faire 80 lieues en diligence, que les douleurs étaient supportables à la suite de ce voyage, et qu'il ne restait que les suites même du régime antiphlogistique, c'est-à-dire, une sorte de délabrement général, le gonflement du ventre, des borborygmes et une constipation fort opiniâtre ; que son teint était brun, la langue blanche et plate, l'appétit extrême et sans soif, M. Barras put le tranquilliser sur l'avenir. L'indication était simple, dit-il, il fallait nourrir convenablement le malade, et rassurer son moral bien affaibli. Il lui prescrivit des aliments toniques pris modérément, et le malade se rétablit plus promptement qu'on ne s'y attendait ; bientôt, en effet, les fonctions digestives s'effectuèrent bien, le ventre devint plus libre, les forces et l'embonpoint se rétablirent et le malade retourna dans son pays, où la guérison se compléta ; ce dont le médecin s'assura par un voyage que M. L*** fit à Paris, seize mois après.

Il allait toujours bien, si ce n'est, observa-t-il, qu'il conservait une grande irritabilité, comme on l'observe souvent à la suite des gastro-entéralgies hyponcondriaques, surtout chez les personnes très nerveuses ; car les nerfs ayant été fortement et longtemps irrités, il leur faut du calme au moral et au physique pour revenir à l'état normal.

Tel est le fonds de l'observation de l'honorable Barras, et la comparaison que nous faisons de notre méthode de traitement avec la sienne exige quelques réflexions de notre part. D'abord, lorsque M. Barras pense avoir fini son traitement, pense-t-il que son malade soit radicalement guéri ? Nous ne pouvons pas le croire ; car qu'est-ce qui aurait effectué sa guérison? le malade n'a pris que de la nourriture, et nous ne trouvons aucune trace de médicament. Barras s'exposait, par sa méthode exclusivement hygiénique, à se faire dire par les physiologistes, qu'il venait pourtant combattre, qu'il n'avait que complété la cure, que c'étaient les sangsues, les dérivatifs et les boissons émollientes qui avaient guéri le mal, et que la nourriture n'avait fait que réparer les désordres consécutifs.

Mais nous y reviendrons sans cesse : le régime nutritif ne peut que relever les forces, ranimer les organes, activer les fonctions, combler les défauts, masquer ainsi le mal; guérir la maladie qui est un vice, jamais : *L'aliment nourrit, le médicament seul guérit*, voilà notre axiome, c'est celui de la raison, c'est celui de la pratique. Si l'officier qui a fourni le sujet de cette observation était atteint de névralgie avant de connaître Barras, il le fut après son traitement. S'il n'était que faible ou débilité par le traitement antiphlogistique, alors seulement nous voulons croire avec Barras que M. L*** fut guéri.

Nous n'aurions pas autant de confiance que l'honorable confrère *Barras* en un simple régime tonique, le seul convenable sans doute ; mais détruit-on, par une simple alimentation, un vice, une disposition naturelle d'un état nerveux, qui fait développer la gastralgie ou l'entéralgie, hypocondriaque ou non ? Nous l'avons déjà dit plus haut, nous ne le croyons pas : nous aurions donné, nous, en même temps que le régime convenable ci-dessus, une infusion de mélisse ou de menthe ; deux ou trois demi-tasses par jour pendant quelques semaines, et à jeun, une demi-potion aromatico-calmante dont voici la composition, telle que nous la donnions à la plupart de nos propres malades :

Eau commune	30	gram.
Eau distillée de menthe ou de mélisse	60	id.
Sirop Diacode ou de morphine	30	id.

Nous aurions encore appliqué un emplâtre de sparadrap saupoudré d'acétate de morphine sur l'épigastre. Ces moyens, je le répète, m'ont toujours réussi, et je n'ai jamais vu de récidives ; ils agissent directement sur l'irritation nerveuse, tandis qu'une alimentation, *convenablement tonique*, n'agit que sur les pertes du corps, occasionnées par les saignées locales prodiguées, les boissons débilitantes, et le lait coupé avec de l'eau pour toute nourriture, pendant des mois et même des années, comme on l'apprend dans presque toutes les observations qui composent les deux volumes que M. Barras a publiés sur les gastralgies et les entéralgies.

CONSIDÉRATIONS PRISES DES EXTRAITS QUI PRÉCÈDENT.

Que voyons-nous en effet dans les extraits d'observations que nous avons pris du travail de Barras? Nous voyons : 1° que l'auteur ne connaît pas la maladie dans son essence, et même qu'il s'occupe fort peu de la connaître, puisqu'il la croit toujours réductible par le moyen de l'alimentation, comme le prouve un chapitre de son deuxième volume intitulé : *Inutilité des médicaments et inconvénients des médications* ; 2° que les médecins physiologistes ont toujours pris les névroses gastriques pour des gastrites plus ou moins chroniques ; mais ceux-là avaient juré de ne voir jamais la lumière en plein jour ; 3° enfin, que le professeur Fouquier connut la maladie, connut le régime alimentaire et hygiénique du malade ; mais qu'il n'en connut pas la médication, puisqu'il ne la donna pas à Barras en lui signalant le mal dont il était travaillé.

Et en vérité, à l'époque où souffrait Barras et à l'époque où il écrivait déjà, les médecins avaient bien autre chose à faire que de chercher l'essence des maladies. Le réformateur Broussais venait de proclamer l'inflammation comme la cause et l'effet de toutes les affections qui peuvent atteindre l'homme : il n'y avait en conséquence de ce principe aucune médecine proprement dite à mettre en œuvre; il n'y avait pas de médication véritable, la saignée et la diète suffisaient; la pharmacologie était une superfétation des anciens temps. Or, Barras et Fouquier, qui ne participaient pas à la pathologie réformée, participaient à la négation de toute thérapeutique médicinale. C'est là que l'on voit l'empire du système physiologique sur les esprits les moins bien disposés à son égard : quand il ne les tenait pas autrement, il les tenait encore dans sa négation.

Nous voyons enfin, dans les observations de Barras, qu'il produisit toujours ce qu'il appelle la *guérison*, mais que nous appelons, nous, la suspension des symptômes et des souffrances de ses malades. Nous devons nous entendre sur ce point. Selon nous, Barras ne s'est jamais vu en face d'une névralgie pure et simple; la plupart des sujets dont il nous donne l'étude sont des victimes de la médecine antiphlogistique, et à ce titre, ruinés par les pertes de sang et la diète prolongée. Que faisait notre auteur en relevant ses malades? il réparait simplement les désordres de l'organisme, les défaillances de l'économie; il guérissait tout au plus le mal produit par la spoliation physiologistique, si on nous permet cette expression. Le régime de Barras devait guérir la maladie produite par la thérapeutique aveugle et passionnée qui provenait du système de l'inflammation ; quant à la maladie véritable, j'entends la névrose en elle-même, dans son fonds morbide, il ne l'atteignait pas problablement.

Les malades, reprenant les forces qu'ils avaient perdues, se sentaient renaître à la vie, et ils se croyaient guéris ; leur erreur est plus pardonnable que celle de Barras, qui, en qualité de médecin, devait raisonner autrement.

Oui, selon nous, Barras a saisi le régime tonique qui convient aux gastralgiques, et la victoire qu'il a remportée sur les symptômes douloureux lui en a imposé. S'il eût raisonné la question pathologique au fond, ou s'il eût eu l'occasion de traiter des névroses gastriques, pures, naturelles, primitives, non détériorées ou masquées par des traitements contradictoires ou subversifs, nous croyons pouvoir affirmer que Barras serait revenu de son erreur, et que, complétant sa mission contre le physiologisme, il n'aurait pas écrit dans son second volume un chapitre qui l'accuse. Nous voulons parler de celui qu'il a intitulé : *Inconvénients des médications et inutilité des médicaments* ; nous sommes persuadé qu'il nous suffit de poser ainsi notre manière de voir pour nous attirer l'assentiment de tous les lecteurs qui réfléchissent, et de tous les praticiens qui raisonnent.

TROISIÈME PARTIE.

DES MALADIES NERVEUSES DES VOIES DIGESTIVES.

La Gastro-entéralgie se divise en *dyspepsie*, *cardialgie*, *gastrodynie*, *crampes d'estomac*, *pyrosis*, *vomissement nerveux* ou *spasmodique*, *malacie* ou *pica*, *anorexie*, *boulimie*.

Nous adopterons cette division des auteurs sans discussion pour passer immédiatemen à l'étude de ces espèces morbides en commmençant par la première :

DYSPEPSIE.

La Dyspepsie, difficulté de digérer ou dépravation de la digestion, est une affection nerveuse *essentielle* de l'estomac. Nous ne comprendrons pas dans cette essentialité une émotion morale vive, qui surprend certains individus au moment de la digestion, et qui, la suspendant ou la rendant plus ou moins pénible et longue, simule assez bien le type momentané de la dyspepsie idiopathique.

Le trouble de la digestion qui constitue la dyspepsie essentielle peut exister sans émotion morale ; il se renouvelle plus ou moins souvent par la seule disposition ou l'idiosyncrasie des sujets; alors il constitue une maladie nerveuse. Or, dans cette maladie, il y a un double caractère, c'est que tous les aliments ne sont pas également difficiles à digérer; il en est, en effet, qui passent dans les intestins comme dans l'état de santé ou avec peu de difficulté, tandis que ceux d'une autre nature séjournent dans l'estomac, y occasionnent de la gêne, de la douleur, quelquefois des angoisses, peuvent même y rester plusieurs jours, et être altérés. Dans d'autres cas, cette difficulté de digérer n'est pas continue; elle alterne avec des digestions naturelles, ce qui fait dire à plusieurs dyspepsiques que leur estomac est capricieux.

Quoi qu'il en soit de ces anomalies de la digestion, elles n'indiquent pas pour cela une lésion organique de l'estomac. L'appétit se conserve souvent ; mais il peut être nul pendant un ou plusieurs jours ; il peut être pressant et même impérieux, ce qui arrive quand les digestions sont promptes ou précipitées, comme nous l'avons vu dans quelques unes de nos observations; mais en général, il n'y pas de dégoût pour les aliments. La langue conserve son état normal ; elle peut être tout au plus un peu rosée à sa pointe et sur ses bords; les gencives peuvent être aussi un peu rouges, enflées et faciles à saigner.

Du reste, on peut rencontrer la plupart des symptômes des gastro-entéralgies dans nos observations, c'est pourquoi nous ne nous attacherons pas à les noter tous, afin d'éviter des répétitions inutiles. Cependant, nous en retracerons les principaux signes pathologiques; tels que le gonflement ou la sensation de gonflement de l'estomac qui gêne la respiration, et provoque des bouffées de chaleur qui montent à la tête, surtout au front, et dont le malaise se dissipe ou du moins est soulagé par la sortie plus ou moins brusque, plus ou moins considérable de gaz; la constipation opiniâtre est souvent aussi la compagne de la dyspepsie.

Il y a une variété de cette affection qui est symptômatique, et qui survient ordinairement pendant la marche d'une maladie du thorax, par exemple, la phthisie pulmonaire. On l'observe encore dans d'autres états chroniques, tels que la cachexie et la leucorrhée, produites par la masturbation. La dyspepsie, qui est l'effet d'une foule de causes, offre aussi un grand nombre de sous-variétés. On peut observer encore des vomissements, une douleur frontale, et, si la maladie se prolonge, les sujets *dépérissent* et tombent dans la tristesse hypochondriaque.

Dyspepsie asthénique. Il y a une variété de la dyspepsie que l'on caractérise par la spécialité de ses causes et par les phénomènes qui la constituent. Ces causes, qui ne sont pas toujours faciles à apercevoir, se rattachent, en général, à l'influence des débilitants, à l'épuisement des forces, à la suite de travaux forcés physiques ou intellectuels. L'influence de ces causes agit, il faut le remarquer, sur toute l'économie et sur l'estomac en particulier. Ceci peut arriver pendant la convalescence des maladies qui ont fortement ébranlé l'organisme. L'abus des boissons trop rafraîchissantes ou mucilagineuses, et même des liqueurs et des vins blancs qui sont très alcoolisés, les aliments de même nature, longtemps continués, sont aussi une cause débilitante qui amène la dyspepsie.

Dyspepsie occasionnée par l'altération du suc gastrique. L'étude et l'expérience n'ont pas encore pu déterminer à quelle cause on pouvait rattacher la dyspepsie qui dépend de la dépravation du suc gastrique. Cependant, cet état est digne d'attention, par la bizarrerie des goûts ou peut être mieux des besoins de l'individu qui présente cette espèce de dépravation. Certains sujets ne peuvent digérer qu'à l'aide de liquides stimulants pris pendant ou après le repas ; d'autres, dans les mêmes cas, sont obligés de prendre des boissons acides, lesquelles, comme on le sait, troublent ordinairement les digestions.

Il nous semble inutile et déplacé d'exposer ici le traitement qui convient à cette division des névroses gastriques, lequel occupera naturellement une partie de ce livre sur la thérapeutique générale propre à chacune de ces affections; nous en disons autant pour les divisions qui vont suivre.

CARDIALGIE.

La *cardialgie* (*cardialgia*), est une douleur très vive qui se fait sentir à l'épigastre, vers l'orifice supérieur de l'estomac, nommé cardia. *Hoffmann*, au contraire, cite des faits qui semblent établir que le siége de cette affection est au pylore. A côté de ces deux assertions, d'autres auteurs se demandent si la cardialgie peut être considérée comme une maladie primitive ou essentielle. Nous n'hésitons pas, pour notre compte, à la regarder comme telle; mais des symptômes de maladies étrangères peuvent la simuler : ainsi, la saburre des premières voies, les accidents que produit la présence d'un poison dans l'estomac, l'existence de vers dans cet organe, un squirrhe, etc., peuvent induire le praticien en erreur. La vraie cardialgie essentielle se montre principalement sous les signes suivants : bâillements plus ou moins fréquents et incommodes, froid du nez, des oreilles et des pieds; constriction de la gorge; sentiment de pesanteur et douleur *ardente* au cardia, laquelle s'étend jusqu'au dos; anxiété considérable; parfois, pouls serré et fréquent; souvent impossibilité de rester couché, nausées inutiles, constriction de l'urètre et vains efforts pour aller à la selle, même par l'emploi de lavements réitérés. Tels sont les principaux symptômes qui caractérisent la cardialgie, et qu'on rencontre souvent dans la gastralgie proprement dite, ainsi que dans les autres variétés des affections nerveuses de l'estomac et des intestins.

GASTRODYNIE.

Gastrodynie. Hoffmann a confondu cette affection avec la cardialgie, sous le terme générique de *dolor cardialgicus, spasmodicus et flatulentus.* Beaucoup d'autres auteurs ont suivi la même marche; la principale différence consisterait dans l'absence de la lypothimie, qui semble propre à la gastrodynie. On voit que la plupart des observations rapportées par Hoffmann sous le nom de *cardialgie* appartiennent à la gastrodynie.

PYROSIS.

Pyrosis soda, fer chaud, ardeur gastrique est, comme son nom et ses synonymes l'indiquent, une affection nerveuse dont le symptôme principal est la sensation d'une chaleur ardente de l'estomac, laquelle se propage le long de l'œsophage jusqu'à la gorge, et est suivie de l'expulsion d'un liquide limpide très acide. Pinel a rangé avec raison, cette maladie dans la classe des névroses de la digestion, et il cite à ce sujet l'observation suivante rapportée par *Stahl*:

« Un jeune homme, ayant fait usage d'élixirs stomachiques et d'aromates confits, ne tarda pas à éprouver un sentiment d'ardeur dans la région épigastrique, et quelquefois une sensation de froid qui, de l'estomac s'étendait le long de l'œsophage, avec constriction de la gorge et production d'une salive limpide qui remplissait la bouche. » — Au rapport de *Linné*, la moitié des *Suédois*, hommes ou femmes, qui habitent auprès des montagnes de la *Laponie*, sont sujets à une pyrosis endémique. Les malades éprouvent un serrement douloureux à l'épigastre, et surtout vers le dos et la poitrine; cette douleur revient coup sur coup, accompagnée d'une grande anxiété, et dure jusqu'à ce que le malade ait rendu une grande quantité de salive très claire et très chaude. La douleur s'apaise à mesure que le liquide est rejeté ; il n'est pas rare que les malades en rendent une livre et même davantage. Tels sont les signes caractéristiques de la pyrosis; les autres sont communs aux diverses espèces de névroses que nous étudions.

VOMISSEMENTS SPASMODIQUES.

Vomissement spasmodique. On peut concevoir facilement qu'il ne sera point question ici du vomissement qui est le résultat des lésions, soit organiques, soit inflammatoires de l'estomac ou des autres organes voisins. Nous ne parlerons donc que du vomissement spasmodique indépendant de toutes les maladies, et nous le verrons être presque toujours le résultat consécutif d'émotions plus ou moins violentes, et les crises qui en dérivent seront d'autant plus fortes et plus longues que les sujets sont plus nerveux. La science n'est pas riche en traitements bien certains ; il est vrai qu'elle ne peut changer les tempéraments ni l'idiosyncrasie des individus. Toutefois, cette même science offre des exemples de guérisons radicales de cette cruelle affection. Frank en rapporte des exemples remarquables, analysés par M. Marc dans la Bibliothèque médicale, au cahier de décembre 1823. En voici quelques unes. «Depuis cinq ans, un homme vomissait » les aliments quelques heures après les avoir pris ; il

» était arrivé au plus haut degré d'émaciation. Après
» avoir employé sans succès une infinité de moyens,
» M. Frank se détermina à lui faire appliquer un moxa
» sur la région épigastrique ; le dixième jour de cette
» application eut lieu la chute de l'escharre du moxa ;
» les vomissements cessèrent, et le malade se rétablit
» dans l'espace de quelques mois. »

Dans les maladies nerveuses essentielles, il n'est pas rare de voir cesser les symptômes qui les caractérisent, par des moyens *perturbateurs ;* la puissance révulsive de certains moyens énergiques est connue, en général. Nous pouvons rappeler, à l'occasion de faits semblables, ce précepte d'Hippocrate: *duobus doloribus simul abortis vehementior obscurat alterum.* Mais ces cures ainsi obtenues sont-elles durables ? Nous ne pouvons pas le penser. Une maladie essentielle *donnée*, ne guérit, comme notre longue expérience a toujours semblé nous le prouver, que par des moyens appropriés à sa nature; et nous le redisons encore une fois de plus, notre Potion nous paraît être ce moyen approprié, lorsqu'on lui prépare les voies par les boissons aromatiques dont il a déjà été question.

Voici une autre observation du Dr Frank :

« Une dame tourmentée, depuis quarante ans, de vomissements, se rétablit en mangeant du jambon cuit dont elle suça le jus seulement. »

Dans les maladies nerveuses, en général, on peut satisfaire, avec précaution, certains goûts sans danger ; mais nous devons dire que, chez des gastralgiques, les digestions sont pénibles et longues ; chez d'autres, au contraire , très précipitées : quant à ces derniers, il ne faut pas s'étonner de les voir tourmentés, par exemple, 2 heures après le dernier repas, par un besoin impérieux, irrésistible, de prendre quelques bouchées d'un aliment solide, du pain ou autre chose.

Nous avons cité quelques cas de ce genre, pris dans nos nombreuses observations.

Dans les cas de langueurs nerveuses de l'estomac, il y a une sorte d'anorexie pour les aliments qu'on préférait naguères ou qui sont en usage; ces personnes, notamment les femmes, ont un désir plus ou moins vif d'un aliment ou d'une boisson particuliers, et il leur semble que, s'ils pouvaient user à discrétion de la substance vivement désirée, ils seraient guéris. On doit les satisfaire ; mais toujours avec précaution, surtout s'ils sont déjà très affaiblis par la diète, les saignées, les débilitants, les chagrins prolongés, les fatigues, etc., etc.

Nous fûmes appelé une fois, à Paris, auprès d'une demoiselle, âgée de 22 ans, qu'un officier de santé soignait depuis plusieurs semaines pour des langueurs souvent un peu douloureuses de l'estomac ; il la tenait à un régime fade, très peu nourrissant, pour la qualité et la quantité ; *elle s'en allait*, nous disait-elle, *de l'estomac*. Elle avait un vif désir de boire de la bière. Tout considéré, et ne voyant point de danger, je lui en accordai, en commençant par petites quantités ;

elle s'en trouva très bien, ses langueurs d'estomac cessèrent, et bientôt elle se remit au régime.

Au bout de quelque temps, l'affection nerveuse de l'estomac reparut sous forme de langueur; nous la mîmes à l'usage de l'infusion de mélisse pendant trois semaines; puis enfin, quelques potions aromatico-calmantes la guérirent complétement.

Nous trouvons dans un auteur qu'une religieuse, âgée de 35 ans, usait, depuis longues années d'une mauvaise nourriture; des chagrins variés survenant par surcroît, il se déclara des vomissements nerveux qui se reproduisaient un certain nombre de fois par jour et la fatiguaient extrêmement. Le retour de ce vomissement avait lieu après les repas; quelquefois il paraissait dans l'intervalle. L'estomac n'était le siége d'aucune douleur, même par la pression; le pouls, presque naturel, était faible, lent et toujours sans fièvre. Les autres fonctions s'exécutaient bien; seulement, la malade maigrissait et avait de la constipation; son visage était constamment pâle. Cherchant à se débarrasser d'une maladie aussi insupportable, elle avait employé successivement, d'après les conseils de plusieurs médecins, l'eau de fleur d'oranger, l'infusion de tilleul, puis les toniques, le sirop de kina, la rhubarbe, la gentiane, et aucun moyen n'avait pu faire cesser le vomissement.

« Cette malade, dit l'auteur, me fut adressée le 17 mai 1824.

« Après m'être informé soigneusement des symptômes qu'elle éprouvait, et des remèdes qu'elle avait tentés jusqu'alors, je lui prescrivis les pilules d'extrait de valériane de 25 centigrammes chaque, au nombre de huit par jour ; puis j'en portai la dose à douze, quinze et dix-huit : au bout d'une semaine de leur usage, les vomissements devinrent moins fréquents ; ils étaient dissipés les premiers jours de juin ; depuis cette époque, ils ne reparurent plus. La malade prit, dans le cours du traitement, environ 75 grammes de cet extrait. »

Les moyens employés dans ces cas convenaient ; mais si le médecin traitant avait connu et employé la potion aromatico-calmante, nous ne doutons pas que la malade n'eût été guérie en peu de temps, et pour toujours. Car nous pouvons penser que cet état nerveux essentiel a déjà reparu ou reparaîtra dans un temps indéterminé. Les toniques et les amers sont, sans contredit, d'un effet positif dans ces cas; mais les effets ne sont jamais que momentanés; car ils n'atteignent pas le mal dans leur source étiologique ou morbide.

Nous lisons ailleurs : « M. C..., rue du Ponceau, à Paris, âgé de 25 ans, d'un tempérament sanguin et d'une constitution robuste, rejetait tous les aliments, après de grands efforts pour vomir un verre environ d'une matière glaireuse. Je l'engageai à prendre, avant de se lever, deux grammes de magnésie dans un verre d'eau sucrée. Trois doses de cette substance suffirent pour arrêter le vomissement, qui n'a jamais reparu. »

« Un homme bien portant mange avec appétit et plaisir du poisson préparé au beure, et chaque fois il le vomit sans presque aucune douleur ; peu d'instants après, il peut faire un second repas, qu'il digère. Un autre prend à son déjeûner des tartines de pain et de beurre ; s'il boit de l'eau rougie, bientôt l'estomac a rejeté cet aliment ; il le conserve au contraire lorsque le déjeûner se termine par du vin pur. M. Louyer-Villermay, auteur de cette observation, pense qu'on ne peut voir dans ces faits qu'un vomissement nerveux. »

On observe d'autres vomissements nerveux essentiels; ce sont ceux que quelques individus éprouvent en voyant une autre personne qui vomit. Ici on n'a pas à s'occuper du traitement de ce vomissement; il suffit d'éloigner ou d'éviter la cause. On voit d'autres sympathies, qui dépendent d'une susceptibilité nerveuse des personnes qui en sont l'objet. Il y en a qui sont pris de vomissement en voyant une plaie, ou tout autre objet dégoûtant ; d'autres tombent en syncope en voyant faire une opération, même celle d'une simple saignée, et ces affections sont essentiellement nerveuses ; mais elles sont les résultats d'idiosyncrasies particulières que nous ne rangeons pas à côté des gastro-entéralgies, bien que notre Potion puisse leur être donnée avec plus ou moins d'avantage.

Mal de mer. Nous ne croyons pas pouvoir passer ici l'occasion de dire un mot du *mal de mer* que l'on reconnaît généralement pour une névrose. La plupart des personnes qui naviguent pour la première fois sur mer, et souvent chaque fois qu'elles recommencent un pareil voyage, éprouvent des vomissements spasmodiques, souvent si violents qu'elles invoquent la mort. On dit généralement que ces vomissements ne sont pas dangereux : cette assertion nous paraît hasardée ; car on cite des personnes qui n'ont pu y résister dans des voyages de long cours ; du reste on est très exposé à contracter des hernies, et dans ce cas, si elles s'étranglent, les efforts continuels pour vomir mettront obstacle à leur rentrée. D'autant plus que les soins des marins et des passagers sont abandonnés aux capitaines des bâtiments civils, qui n'ont aucune bonne notion sur l'art et la science médicale, d'où il résulte que les malheureux qui contractent de pareilles hernies doivent forcément périr.

Autrefois, le gouvernement et les commerçants au long cours avaient assez de conscience et d'humanité pour prendre un chirurgien à bord de chaque bâtiment, afin de remédier non-seulement aux accidents, mais encore aux maladies plus ou moins graves qui peuvent survenir pendant les traversées des mers. — Mais, depuis que nos gouvernements laissent à l'égoïsme mercantile le soin, ou mieux l'abandon de la santé des hommes, on n'embarque plus de médecin ni de chirurgien.

On est encore à se demander si les vomissements de mer résultent d'une névralgie essentielle de l'estomac, s'ils sont produits par le roulis et le tangage du vaisseau, ou si ces mouvements portent leur action sur le cerveau, lequel exciterait sympathiquement l'estomac par la voie du nerf de la 8e paire qui communique au poumon, et delà à l'estomac. Quelle que soit la réponse à cette question, nous croyons devoir maintenir l'opinion qui veut que le mal de mer soit toujours une névrose gastrique. On ne connaît pas de spécifique pour prévenir ni pour arrêter ces vomissements singuliers ; nous l'avons nous-mêmes éprouvé violemment chaque fois que nous avons traversé la Méditerranée et voyagé sur l'Ocean, excepté sur le vaisseau à trois ponts, *l'Impérial*, que les grosses montagnes d'eau ébranlaient à peine. Le meilleur moyen que nous ayons trouvé pour empêcher le vomissement, fut toujours de rester couché, soit sur le tillac, soit dans un cadre ou un hamac. Nous engageons les passagers à user de ce moyen ; car chercher à lutter contre cet inconvient, c'est s'exposer à en souffrir davantage.

Nous venons de voir que le diagnostic étiologique du vomissement, résultant des antipathies, et celui occasionné par le roulis ou le tangage des vaisseaux, n'est pas difficile à établir ; mais il n'en est plus de même des vomissements spasmodiques occasionnés par d'autres causes ; car on peut les confondre avec les embarras gastriques et bilieux, et avec toute autre lésion de l'estomac. L'erreur est d'autant plus facile que les vomissements produits par l'extrême sensibilité de cet organe sont comme les autres névroses des voies digestives, d'une nature plus ou moins variable.

Traitement du vomissement spasmodique idiopathique. — Les moyens thérapeutiques reconnus efficaces contre cette espèce de névralgie ne sont pas très étendus : toutefois, les formules suivantes ont souvent produit d'excellents effets :

Potion aérophore de *Rivière* :

Bi-Carbonate de potasse — 1 gr. et 1/2.
Faites dissoudre dans eau de fontaine. — 30 gr.

Ajoutez au moment de prendre :

Suc de citron, Sucre pulvérisé, — 30 gr. de chaque.

On la prend en une seule fois.

Autre potion anti-spasmodique :

Eau de tilleul ou de laitue — 90 gr.
Eau de fleurs d'oranger, sirop d'armoise ou de karabe ou diacode. — 60 gr.
Ether sulfurique. — de 30 à 50 gouttes.
Faites une potion.

Une *cuillerée* à bouche *toutes les heures*, ou toutes *les deux heures.*

D'autres compositions médicamenteuses ont produit de bons effets ; nous n'en citerons qu'une entre autres, au moyen de laquelle nous avons arrêté un vomissement essentiel très grave :

En 1814, licencié en qualité de médecin d'armées, ayant été passer quelques semaines dans mon pays natal, un des plus aisés cultivateurs d'une commune voisine m'amena sa fille âgée de 22 ans environ ; personne bien constituée, d'un tempérament un peu nerveux, s'occupant au ménage de la maison paternelle et aux travaux des champs.

Après la moisson qui avait duré quelques semaines au milieu des plus fortes chaleurs, la jeune fille fut prise de vomissements, avec douleurs et angoisses, lesquels se renouvelaient chaque fois qu'ayant pris quelque nourriture, la digestion commençait à s'opérer ; dès que ce vomissement était terminé, elle se sentait très fatiguée, et éprouvait aussitôt un besoin de prendre quelque aliment, mais elle n'osait, appréhendant le retour du vomissement.

Il y avait déjà trois septenaires que cet état durait lorsque son père me l'amena ; elle était amaigrie, faible languissante et commençait à se décourager par la crainte que son affection eût une mauvaise issue ; les règles avaient manqué deux fois depuis deux mois, le pouls était un peu faible et mou ; point de fièvre ; la langue n'était ni rouge, ni très décolorée ; il y avait constamment sensation de besoin d'aliments sans qu'il y eût appétit bien prononcé.

Le diagnostic accusait les fatigues des champs par le temps des grandes chaleurs, l'organisation nerveuse de la jeune personne, n'ayant pu réagir avec assez d'énergie, avait cédé.

Considérant donc qu'il y avait affaiblissement forcé, spasme nerveux et cessation des menstrues, je combinai une espèce de mixture composée de trois médicaments principaux, un à l'adresse de chacun de ces états anormaux, savoir : décoction de *quinquina rouge*, 126 *grammes*; *sirop Diacode* 60 *grammes*; *assa fœtida*, 75 *centigr*, *dissous au préalable* avec le *jaune d'œuf*, à prendre en quatre fois de huit en huit heures.

Après la première mixture, la malade se trouva mieux, ce qui l'encouragea à y revenir; elle en prit cinq à intervalles plus éloignés. Les vomissements devenaient chaque jour plus rares, l'appétit normal se rétablissait, les digestions et les forces suivaient le progrès de la diminution des symptômes. Enfin, dix jours après avoir commencé le traitement, la malade se trouvait presque rétablie. Les règles reparurent dès que cette jeune personne eut repris de l'embonpoint. J'ai eu plusieurs fois depuis de ses nouvelles ; j'ai su qu'elle s'était mariée, et qu'elle avait toujours joui depuis d'une parfaite santé.

MALACIE OU PICA.

Malacie ou *pica* ou *mollities*, *effœminatio*. Ces mots signifient à peu près la même chose, et désignent la dépravation du goût, avec le désir de manger des substances peu alimentaires, ou qui ne contiennent aucun principe nutritif. Dans cette acception, la maladie ne diffère pas du pica, et c'est une névrose de la digestion. Cette affection s'observe spécialement chez les femmes chlorotiques, chez les jeunes personnes mal réglées, ou qui ne le sont pas du tout, et chez certaines femmes nerveuses pendant leur gestation. Cette névrose peut exister seule; mais elle accompagne souvent la gastralgie. Quand elle existe seule, elle est en général sans douleur d'estomac et sans aucun autre phénomène nerveux.

Les enfants chétifs, délicats y sont également sujets. On en voit plusieurs rechercher et manger en secret le charbon, la craie, le mortier des murailles et de la poussière, et une foule d'autres matières les plus dissemblables, les plus dégoûtantes.

Rodoric à Castro cite une femme qui avait mangé plus de 20 livres de poivre, et une autre qui ne vivait que de glace; d'autres boivent, quoique naturellement sobres, des quantités considérables de vin ou d'eau de vie, ou du vinaigre, et enfin, tout ce qui peut réveiller et stimuler les voies digestives dont la sensibilité est affaiblie ou dépravée. Malgré les grandes quantités de matières inertes ou dégoûtantes que ces personnes mangent parfois, il est rare qu'elles en soient incommodées.

Un auteur rapporte qu'une femme enceinte mangea 1400 harengs salés pendant sa gestation sans éprouver d'incommodité. On rapporte aussi qu'une femme, dégoûtée des aliments ordinaires, s'introduisait le canon d'un soufflet dans la bouche, et faisant mouvoir elle-même cette machine, elle avalait avec délices l'air qui en sortait. Cette dépravation du goût amène chez certaines femmes des fureurs criminelles qui peuvent aller jusqu'à l'homicide.

Les auteurs qui se sont occupés de cette névrose ne tarissent pas de citations de goûts les plus singuliers; on peut se faire facilement une idée de cette dépravation par ce que nous avons dit.

Bien que nous devions revenir sur cette affection à l'occasion du traitement général des névroses des voies digestives, nous indiquerons ici les moyens qui réussissent le mieux, et que nous-même avons employés avec succès. La dépravation du goût dans ce cas venant de l'extrême faiblesse du système nerveux de toute la machine, et par conséquent de tous les tissus, le traitement consiste donc à faire prendre aux malades une alimentation substantielle et de bonne qualité; le pain, les viandes rôties de mouton, de bœuf, de gibier, quelques végétaux aromatisés, leur faire boire du vin rouge généreux, du café à l'eau, sucré. Quant aux médicaments, on peut donner de la décoction de quinquina; mais ce qui nous a réussi le mieux, c'est l'oxyde de fer à des doses un peu plus fortes qu'elles ne sont indiquées dans nos formulaires. Procurer un bon air, autant que possible, à ces malades; les bains de mer peuvent être essayés : ils sont fortifiants et ne peuvent faire que du bien. Les voyages, le séjour à la campagne, la distraction, l'exercice modéré du corps sont d'un grand secours. A l'aide de ces moyens, il est rare qu'on ne parvienne pas à ramener les malades à l'état normal.

ANOREXIE.

L'Anorexie, défaut d'appétit ou inappétence, est cet état morbide dans lequel on n'a aucun désir de manger. L'anorexie peut avoir lieu sans répugnance ou dégoût pour les substances alimentaires. Cette affection existe dans presque toutes les maladies aiguës, et dans beaucoup de maladies chroniques; mais il faut en excepter les névroses, et surtout celles de l'estomac; car dans celles-ci au contraire, si l'appétit est quelquefois diminué, ce n'est que momentanément, et le plus souvent, il est sinon continu au moins impérieux, même vorace; parfois déréglé et perverti. Mais notons-le encore, car cela est important pour le diagnostic, on voit peu de malades affectés de gastralgie, d'hypochondrie et de vomissements qui soient sans désir de prendre des aliments; quand il en est ainsi, on peut supposer que ces névroses sont compliquées d'une lésion organique.

L'anorexie essentielle indépendante de toute autre maladie, est excessivement rare dans la pratique, et ce n'est qu'à cause de cette rareté ou même des phénomènes contradictoires à ceux des névroses gastriques que nous en faisons mention; car les gastralgies véritables ont pour signe presque constant un appétit développé, qui mettra, dans les cas douteux, le praticien sur la voie d'une affection nerveuse.

BOULIMIE.

La *Boulimie*, *boulimia* ou *boulimus*, est une anomalie de la digestion qui consiste dans une faim excessive et qui surpasse les forces digestives de l'estomac, les anciens appelaient *cynorexie*, une autre variété de la boulimie dans laquelle on rend par les selles les aliments à demi-digérés. Cet appétit vorace est ordinairement accompagné de malaises, d'anxiété, de défaillance, et même de syncope, si l'on n'y satisfait pas assez tôt pour éviter cet accident.

Les auteurs ont admis plusieurs variétés, sous les noms de *cynorexie*, *dyscorexie;* dans la première, appelée aussi *faim canine*, les aliments sont pris avec voracité. jusqu'à ce que l'estomac se débarrasse par le vomissement du poids qui le surcharge. Dans la seconde, les substances alimentaires, mangées promptement, sont presque aussitôt rendues par le bas ; ces deux variétés sont rares. Percy *Dictionnaire des sciences médicales*, t. 21, a décrit sous le titre d'*homophagie* cette dépravation du goût, qui porte quelques mangeurs insatiables à se nourrir d'aliments crus, et même d'objets les plus immondes. Sauvages donnait le nom de *boulimia-esurigo* à l'appétit, souvent excessif, qu'éprouvent certains convalescents et les jeunes gens robustes qui se livrent à des exercices violents, surtout à celui de la chasse.

La boulimie, qui peut présenter divers degrés, et même une foule de nuances, depuis la simple augmentation accidentelle de la faim, jusqu'à ce qu'on pourrait appeler la voracité délirante, constitue quelquefois une véritable névrose de l'estomac, dont les causes sont très variables; le plus souvent elle accompagne d'autres maladies.

Les médecins physiologistes ont voulu que la boulimie fût un symptôme de la gastro entérite chronique; mais la simple réflexion nous fait juger qu'ils sont dans une grande erreur. Si la boulimie annonçait en effet une gastro-entérite chronique, toutes les personnes qui éprouvent une faim extraordinaire, les convalescents, chez lesquels la faim est impérieuse et insatiable, seraient atteints de cette maladie, ce qui est contraire à l'observation et à la raison. Si un simple degré d'inflammation de l'estomac excitait la faim, cette faim serait d'autant plus grande que ce viscère serait plus enflammé; ce qui n'a pas lieu.

La faim pendant la convalescence est une conséquence naturelle des pertes que le corps a faites pendant la maladie; toutes les parties de la machine plus ou moins amaigries ont *hâte*, s'il est permis de parler ainsi, de se réparer par la nouriture, et cela doit paraître bien simple à tout médecin qui connaît la nature et l'organisation des êtres vivants; ainsi nous nions que la faim, petite ou grande, soit le signe ordinaire de l'inflammation; le contraire est bien plus vrai. La faim extraordinaire indique souvent une névralgie de l'estomac, et la nature de la névralgie est contraire à celle de l'inflammation; la boulimie est donc une maladie nerveuse des voies digestives, ou une disposition idiosyncrasique de certains individus; elle peut dépendre aussi de ce que certaines personnes ne mastiquent pas assez les aliments, lesquels, dès lors, n'étant pas digérés, se précipitent vers les selles, ce qui devient une espèce de diarrhée.

ENTÉRALGIE ou HYPOCHONDRIE.

L'Entéralgie que nous confondons à bon droitavec l'hypochondrie, est une névrose des intestins, dont la définition précise ne peut être donnée que dans un tableau pathologique. Nous allons pour cela consulter les auteurs, avant de parler nous-même.

Le Dictionnaire des sciences médicales définit ainsi l'hypochondrie. « Ce mot, d'après son étymologie, est « une maladie des organes situés dans les hypochon- « dres. L'on est cependant trop peu d'accord sur le « siége et la nature de l'hypocondrie, pour que nous « cherchions à en préciser ici les caractères princi- « paux, par une définition.

« Les symptômes de l'hypochondrie, continue l'au- « teur de cet article, sont extrêmement nombreux et « variés; il n'est presque aucune partie du corps qui « ne soit le siége de quelques souffrances, de quel-

« que trouble; surtout, si on étudie la maladie sur un « certain nombre d'individus : la tête, la poitrine, « l'abdomen, les parties les plus éloignées sont tour « à tour ou en même temps accusées par les malades, « de recéler différentes causes de gêne, de dés- « ordres, de douleurs, d'affections diverses.

« La tête est le siége d'une foule de sensations pé- « nibles et douloureuses: les malades se plaignent « d'y ressentir des douleurs violentes plus ou moins « étendues, des malaises, des chaleurs, des pesan- « teurs, des serrements, des compressions, des four- « millements, des battements; ils entendent dans « l'intérieur du crâne des bruits singuliers, des siffle- « ments, des détonations, de la musique, le murmure « d'un ruisseau. Parfois, la circulation capillaire de « la tête est activée; la chaleur et la rougeur de cette « partie sont augmentées; le sommeil est souvent dif- « cile, de peu de durée, troublé par des rêves, par des « accès de cauchemar, interrompu par des réveils en « sursaut, par des bruits extraordinaires dans la tête; « quelques malades ne dorment presque jamais, d'au- « tres dorment assez bien. »

Les malades sont, en général, d'une grande susceptibilité : toute impression vive les incommode, les contrarie; la grande lumière, les odeurs fortes, toutes les variations de l'atmosphère leur causent des souffrances; ils sont sujets à des éblouissements, à des vertiges; l'odorat est souvent dépravé, ainsi que le goût; quelques uns aiment les odeurs les plus désagréables, et savourent des substances détestables.

L'humeur de ces malades est, en général, très inégale; ils ont tour à tour de la crainte et de l'espérance, de la gaité et de la tristesse, des ris et des pleurs, de la timidité et de l'irascibilité; défiants, ombrageux, pusillanimes, ils se tourmentent, fatiguent ceux qui sont autour d'eux. Leur esprit mobile est pris de terreurs paniques; ou d'accès de désespoir; leurs affections sont quelquefois totalement changées. Leur santé les tourmente et les occupe presque continuellement, parcequ'ils croient être dans le plus grand danger; ils se plaignent d'avoir les idées lentes, difficiles, souvent confuses; d'avoir même des absences de mémoire, ou bien de l'exaltation dans les pensées; les idées les plus diverses les assiégent sans qu'ils puissent les diriger. Ils se plaignent aussi de faiblesses extrêmes, d'anéantissements: ils appellent cela des agonies, et emploient les expressions les plus exagérées pour peindre leur triste état; ils se figurent que leur maladie les conduira au plus dangereux état, à la perte entière de l'intelligence, à la stupidité, à l'apoplexie, etc., etc.; et disent souvent aussi que la mort est préférable à leur position : ils l'invoquent souvent comme la fin de leurs peines.

Un malade, dont M. *Louyer Villermay* rapporte le cas, dit que son corps est un foyer ardent, ses nerfs des charbons embrasés, son sang de l'huile bouillante; qu'il souffre le martyre. Un autre, dont *Pomme* rapporte l'histoire, croyait avoir son cerveau noué, pâteux, aplati, encloué, somnolent, vide, plein, sec, aqueux, frémissant, pierreux. Après cela, peut-on disconvenir que ces malades ne souffrent horriblement; il est cependant des personnes qui traitent ces malheureux de malades imaginaires.

Les hypocondriaques ressentent quelquefois des resserrements spasmodiques au cou, qui semblent les étrangler, ou la sensation d'un corps étranger qui comprime le conduit aérien; ils éprouvent très souvent aussi des spasmes à la poitrine et de l'oppression. La plupart éprouvent des palpitations anormales de cœur, même quelquefois douloureuses; le pouls varie beaucoup : il est tantôt fort, tantôt petit, et cela change dans un instant; il peut être intermittent. La langue est ordinairement dans l'état naturel, quelquefois un peu chargée d'un enduit jaunâtre, le matin, vers le trou borgne des anatomistes. Quelques uns de ces malades sécrètent une quantité considérable de salive; la digestion est souvent lente et douloureuse, comme chez les gastralgiques, avec un sentiment de chaleur et de gonflement à l'épigastre. Des gaz acides qui sortent avec bruit par la bouche, avec un sentiment de chaleur vers la tête (gaz impondérable du Dr *Mérat*), d'où résultent des angoisses, et l'imminence des syncopes. Dans ces cas, il peut y avoir un afflux plus ou moins considérable de sang vers la tête. L'appétit, comme dans toutes les névroses des voies digestives, est variable, peu développé parfois chez les uns, considérable et même boulimique chez d'autres. La soif se fait peu sentir, en général. Tous ou presque tous ces malades sont constipés : ils vont rarement à la selle et toujours péniblement ; il leur semble que leurs entrailles sont brûlantes, avec une sensibilité extrême de l'abdomen. Le tronc cœliaque bat quelquefois très fort, ce qui coïncide avec les battements anormaux du cœur ; les selles de ces malades sont quelquefois glaireuses. Quand il y a des paroxysmes enfin, l'urine est ténue et limpide.

La physionomie des hypochondriaques est extrêmement mobile : d'un instant à l'autre, elle annonce la santé et un état de souffrance, le bonheur et la tristesse ; elle est pâle ou jaunâtre, ou animée des couleurs les plus vives ; elle porte aussi quelquefois une empreinte profonde des diverses émotions qui agitent ces malheureux malades ; ils pleurent : d'abondantes larmes les soulagent. Enfin, cette maladie est un véritable *Protée* morbide. Cependant, comme consécutif aux autres névroses des voies digestives, cet état n'offre pas non plus de fièvre.

Cette maladie est aussi commune qu'elle est ancienne.

Voici enfin une description prise dans Hippocrate, qui ne se rapporte pas mal à cette affection : «Dans quelques cas, les malades ne peuvent demeurer sans manger ; leurs entrailles font du bruit, et l'orifice de l'estomac leur est douloureux ; ils vomissent tantôt d'une sorte d'humeur, tantôt d'une autre ; ils rendent de la bile, de la salive, de la pituite, des matières âcres ; et après avoir vomi, il leur semble qu'ils sont mieux ;

mais lorsqu'ils ont pris de la nourriture, ils sont travaillés par des rapports et des vents. Ils ont le visage rouge et une chaleur brûlante ; il leur semble qu'ils doivent beaucoup aller du ventre ; mais plus souvent, ils ne rendent que des vents ; ils ont mal à la tête ; ils sentent comme des piqûres dans tout le corps, tantôt à une partie, tantôt à une autre, comme si on les piquait avec des aiguilles. Ils ont les jambes pesantes et faibles ; ils se consument enfin, et s'affaiblissent peu à peu. » Quoique ce tableau ne soit pas complet, on ne peut pas y méconnaître les symptômes de la gastro-entéralgie. Le traitement au moins en est le même.

COLIQUE NERVEUSE ; COLIQUE SPASMODIQUE ; ILEUS, PASSION ILIAQUE ; VOLVULUS.

On désigne sous le nom de Colique *nerveuse* ou *essentielle*, les douleurs abdominales qui ne sont pas le symptôme de quelque autre affection appréciable. On la nomme encore ainsi, parce qu'elle paraît avoir son siége dans l'intestin iléon. On l'appelle aussi *volvulus*, *passion iliaque*, et vulgairement *miserere*. Elle est rangée dans les spasmes par Sauvages et dans les névroses par *Cullen* et *Pinel*. Elle consiste dans des douleurs extrêmement vives dans la région ombilicale, accompagnées de vomissement et d'une constipation opiniâtre. C'est la violence des douleurs qui a fait donner vulgairement à cette maladie le nom de colique *miserere*, mot latin qui veut dire : *plaignez-*

moi; on l'appelle aussi *volvulus*, parce que les malades qui en sont atteints sentent leurs intestins se rouler et se tortiller vers la région ombilicale par la force des douleurs. Dans les cas les plus graves, il se forme dans l'intestin grêle des intussusceptions ou des rentrées contre nature d'une portion de l'intestin, à la manière d'un doigt de gant qui rentre en lui-même quand on le retire ; les malades peuvent en guérir ; mais cela nous paraît devoir être fort rare. On m'amena un jour à l'hôpital *Caratne*, à Alger, pendant que j'y faisais ma visite, un capitaine atteint de cette cruelle colique depuis quelques jours ; il était accompagné d'un chirurgien-major qui lui avait donné ses soins en ville. Ce brave officier avait la pâleur de la mort peinte sur sa figure, et il ne pouvait presque plus parler ; le pouls était faible et nerveux, la langue blanchâtre. Il mourut le même jour ; nous en fîmes l'autopsie. L'aspect extérieur des intestins était plutôt pâle que rouge ; nous trouvâmes plusieurs *intussusceptions* dans la longueur de l'intestin grêle, longues de deux à quatre travers de doigts. Le reste des viscères abdominaux ne présentait rien de remarquable.

Si l'on consulte les auteurs anciens, on trouvera que ces coliques sont assez fréquentes ; mais nous observerons qu'on a souvent confondu les coliques bilieuses, celles dues à la présence de corps étrangers, etc., avec la colique nerveuse et essentielle, qui nous occupe ; mais dégagée de ces ressemblances ou des altérations que nous venons de signaler, on reconnaîtra que cette colique est assez rare, heureusement pour l'humanité.

Toutefois, un médecin appelé auprès d'un malade qu'on croit être atteint de cette maladie, ne saurait être trop attentif à explorer toutes les fonctions et tous les antécedents ; car, dans la grande majorité des cas, cet examen doit le conduire à soupçonner l'existence d'une maladie dont la douleur n'est que le symptôme ; il est vrai que la plupart du temps, la douleur est le seul phénomène qui frappe le médecin, représente toute la maladie, et que c'est contre elle que les secours doivent se diriger.

D'après ce que nous avons dit, il nous paraît évident que la névrose qui nous occupe a son siége dans les intestins : on ne peut pas toujours apprécier les causes qui la déterminent ; mais, disent certains médecins, elle est souvent le résultat d'une émotion de plaisir ou de peine. Ce fait ne nous paraît pas impossible ; seulement il nous semble qu'il doit être fort rare ; ce qui nous paraît plus naturel, et ce qui l'est en effet, c'est qu'elle soit due à l'impression du froid. Les personnes douées d'un tempérament nerveux, celles qui sont plongées dans une vie sédentaire et nonchalante y sont assez exposées ; mais toujours après avoir souffert d'un grand froid.

Cette colique se déclare ordinairement d'une manière soudaine ; elle s'annonce par une douleur vive, qui a lieu dans un ou dans plusieurs points de l'abdomen, et qui offre presque toujours des exacerbations et de la mobilité. La pression n'augmente pas cette douleur; elle l'adoucit au contraire quelquefois ; mais elle l'exaspère aussi dans quelques cas ; elle est accompagnée de contractions spasmodiques des parois de l'abdomen, de borborygmes, quelquefois de vomissements, de constipation et d'anxiété générale. Il y a pâleur de la face, altération considérable de la physionomie qui augmente beaucoup au moment des paroxysmes ; il y a abattement, inquiétude physique et morale, le pouls est petit, quelquefois inégal; il y a des sueurs froides suivies de défaillances. Quand cette colique s'exaspère, elle arrache des gémissements, et souvent des cris aux personnes les plus robustes et les plus courageuses.

Ordinairement, cette espèce de colique est courte; elle se dissipe souvent dans l'espace de quelques heures; malgré cette courte durée, les secours de la médecine sont utiles. L'expérience prouve que, dans beaucoup de cas, l'emploi de moyens convenables a abrégé des douleurs qui, selon toute apparence, se seraient prolongées pendant un certain temps; mais on ne réussit pas toujours à les arrêter, comme nous venons, pour notre part, d'en citer un exemple.

Parmi les moyens qui ont été efficaces, il est tout naturel de penser que ce sont les antispasmodiques et les narcotiques, qu'il convient de donner en potion plutôt que sous toute autre forme. Il faut donner de préférence les antispasmodiques, quand on peut croire que l'estomac et les intestins contiennent des substances alimentaires; les narcotiques conviennent mieux quand les voies digestives sont vides. Dans certains cas, il peut être avantageux de les combiner ensemble. Lorsque le mal se prolonge, on associe à ces moyens énergiques des boissons légèrement aromatiques, telles que l'infusion de fleurs de tilleul, de feuilles d'oranger, de thé, ou mieux de mélisse associée aux feuilles ou aux fleurs d'oranger; les lavements émollients, les fomentations et les cataplasmes mucilagineux sur le ventre, peuvent convenir quand les malades sont robustes, sanguins, surtout s'il y a éréthisme; mais dans les cas où ils ont été affaiblis par des débilitants médicamenteux ou alimentaires, la fatigue, les privations, les chagrins, etc., les émollients sont contr'indiqués, comme ils sont du reste contr'indiqués dans les autres névroses essentielles des voies digestives.

Il y a des médecins qui conseillent les douches de vapeur dirigées sur les parois de l'abdomen, l'immersion dans un demi bain ou dans un bain entier; on peut essayer ces derniers moyens, mais nous ne les croyons pas bien efficaces. Quand la colique est le résultat du froid, les antispasmodiques, ou les narcotiques ne doivent pas être négligés; mais un des moyens les mieux indiqués, c'est de mettre le malade dans un lit bien chaud et lui tenir constamment des linges aussi chauds que possible sur le ventre, voire même une brique fortement chauffée; les infusions dont nous avons parlé plus haut doivent être également chaudes et sucrées.

Parmi les narcotiques, nous considérons le sirop de morphine comme le plus efficace, donné à la dose d'une once dans un véhicule chaud, par exemple, l'infusion de mélisse ; si les douleurs violentes persistent, malgré l'emploi que nous indiquons du sirop de morphine, on peut en augmenter la dose sans crainte ; car on sait que dans les grandes affections nerveuses les doses ordinaires des narcotiques ou des antispasmodiques peuvent ne produire que de très petits effets, les organes affectés, comme on le sait, étant bien moins sensibles à l'influence des principes médicamenteux qu'à l'état normal, quelle que soit la spécialité du remède qu'on administre.

Il règne quelquefois des épidémies de colique de l'espèce des *ileus* ou *miserere*. En 1804, par exemple, j'étais à Brest, en qualité de chirurgien de 3me classe de la marine militaire ; il y régna une épidémie de cette nature ; je ne pourrais pas en donner des détails aujourd'hui ; mais je sais que les malades étaient nombreux, et que les habitants, hommes et femmes, en eurent une grande frayeur ; c'était pendant un hiver très pluvieux et froid, les médecins donnaient beaucoup de bains chauds, tantôt simples, tantôt émollients, mais ils n'obtenaient pas de succès ; ils partageaient à la fin le désespoir des malades ; j'entendis dire qu'on avait fait quelques autopsies : qu'on ne trouvait pas de traces d'inflammation des intestins; mais qu'on avait rencontré des intussusceptions dans les intestins grêles, ce qui faisait croire aux praticiens qu'on n'avait pas assez insisté sur les bains. Enfin l'épidémie se termina après plusieurs semaines de durée. Maintenant que les maladies nerveuses sont un peu mieux connues, nous pensons qu'en faisant usage des narcotiques, on obtiendra des succès prompts et plus rationnels.

Selon nous, l'insuccès des bains nous indique assez, il nous semble, que la colique qui nous occupe est de nature essentiellement nerveuse : les bains, en effet, sont nuisibles dans les affections nerveuses des voies digestives (gastro-entéralgies), nous n'avons jamais eu la pensée de conseiller des bains à nos nombreux gastralgiques.

ÉTIOLOGIE DES NÉVROSES DES VOIES DIGESTIVES.

La médecine d'observation est la seule durable. On a établi à grands frais d'imagination divers systèmes plus ou moins restreints ou exclusifs; tous sont tombés, et tous ceux qu'on imaginera auront le même sort. Cependant, ils laissent tous de leur existence, ou de leur passage éphémère, des traces dont on ne se dégage qu'avec beaucoup de peine. Mais il faut être juste, tous laissent quelque chose de bon dont les médecins éclairés et sages s'emparent pour en faire les applications au besoin et à propos.

La Médecine est donc une science d'observation, et c'est à ce titre qu'on peut dire que la médecine est perpétuelle. La doctrine physiologique a fixé l'attention des praticiens sur l'origine inflammatoire de plusieurs maladies, et sur les ravages que cette inflammation peut produire dans les tissus organiques.

Autrefois le médecin était porté par l'état de la science à faire un *être* de la maladie, sans trop se préoccuper de sa cause matérielle, de sa nature, de son siège, de l'altération enfin qui la constituait, et la gastrite, la dysenterie, le croup, la péritonite dont Bichat s'occupait lorsque la mort l'enleva à la médecine, et bien d'autres que nous pourrions citer, étaient inconnues dans leur étiologie positive. Voilà les services que nous devons à la médecine physiologique.

Bien des fièvres des nosologistes anciens, qui passaient pour des entités morbides, ne sont plus que des symptômes de lésions matérielles : ainsi la fièvre bilieuse n'est-elle pas le symptôme d'une surabondance de bile ? la fièvre, dite gastrique, n'est-elle pas aussi une surcharge des premières voies ? la fièvre, dite typhoïde, n'est-elle pas le symptôme d'un empoisonnement miasmatique, comme Broussais l'a dit en propres termes ? Les fièvres intermittentes, pernicieuses ou insidieuses ne sont-elles pas également des symptômes, ou des signes d'empoisonnement miasmatique plus ou moins délétère? Le choléra lui-même est-il autre chose que le fait d'un empoisonnement miasmatique que l'on peut attribuer à des effluves atmosphériques ou à une infection insectiforme.

En résumé, Broussais a rendu de grands services à l'humanité et à la science en enseignant que l'origine d'un grand nombre de maladies est une inflammation de certains organes; grâce à Broussais, nous savons aujourd'hui que la dysenterie est une phlegmasie plus ou moins violente de la muqueuse, de l'un, plus souvent de deux, et quelquefois des trois gros intestins, ainsi qu'on peut le voir, si l'on examine le rectum des enfants, qui se renverse plus ou moins quand ils font de vains efforts pour aller à la selle : ne voit-on pas cette portion d'intestins qui se renverse, rouge comme l'écarlate, et devenant pourprée par les longs efforts que font les sujets atteints de cette cruelle inflammation? *Zimmermann* a bien dit qu'il y a des dysenteries inflammatoires, mais il a glissé sur le mot et sur la chose; il ne s'y est pas arrêté, pas plus que d'autres médecins qui ont répété Zimmermann. *Broussais* donc a reconnu pour cause de cette maladie, une véritable inflammation, et il est allé plus loin; il a dit qu'on pouvait l'arrêter dès son origine, par des applications de sangsues sur le trajet du colon descendant et à l'anus; secondées par la diète d'abord, les demi-lavements émollients, les boissons gommées, ou mucilagineuses, et sur la fin, quelquefois quelques doses d'opium muqueux; nous en avons guéri ainsi des milliers de cas à l'armée d'Afrique, etc.

Avant la médecine physiologique, il n'était question que d'astringens dans le traitement de cette maladie; aussi, que devenait-elle? Plusieurs malades guérissaient par les efforts conservateurs de la nature, et malgré le traitement contraire qu'on faisait subir aux malades; un bon nombre mourait dans l'état d'acuité, une grande partie des autres malades résistaient avec des douleurs plus ou moins aiguës, et cette incommodité si grande de se lever fréquemment pour se mettre en devoir d'aller à la selle, et pour ne rien rendre, si ce n'est quelquefois, quelques stries de sang et quelques mucosités. La maladie de ces malheureux passait à l'état chronique, qui durait pendant tout l'hiver, pour faire périr ces malades au printemps par une recrudescence inflammatoire; voilà le sort des dysenteriques que nous avons eus à traiter avant la médecine physiologique; je puis en parler avec connaissance de cause, ayant été médecin d'armées avant que *Broussais* fût de retour de ces mêmes armées, où il puisa les vérités qu'il avait consignées dans son excellent traité des phlegmasies. Mais la *paresse* et *l'ascendant de la routine* condamnaient cet ouvrage à l'oubli, comme il en était arrivé de l'ouvrage sur le même sujet de Pujol de Castres.

Broussais, fort de la vérité qu'il a avancée et mise au jour, se fit entendre, et écouter par la force du bon principe qu'il professa, et par l'énergie persuasive et entraînante de sa parole. Mais s'il nous a éclairés sur les inflammations de plusieurs organes importants et essentiels à la vie, quel mal n'ont pas fait les adeptes *ultra-physiologistes*, en appliquant aveuglément la méthode antiphlogistique, partout où ils rencontraient des douleurs qui ne sont pas toujours, il s'en faut, des signes d'inflammation, mais bien souvent le contraire ; nous en avons vu des exemples frappants dans les observations qui forment la matière de l'ouvrage de M. *Barras*, ainsi que dans nos propres observations.

Barras, sans les choisir, a pu rapporter l'exemple de 60 personnes, toutes atteintes de gastralgie et qui ont été traitées par les expoliations sanguines poussées jusqu'à l'épuisement complet, soutenues par les boissons les plus débilitantes et la diète la plus sévère ; or, ce traitement était fait pour conduire les patients aux portes du tombeau, comme chacune de ces observations le prouve jusqu'à l'évidence. Ce médecin n'a donc eu à traiter que des gastralgies, des entéralgies, et autres affections nerveuses essentielles des voies digestives plus ou moins tourmentées, et de nature pathologique. M. Barras a eu le bonheur de ramener la plupart de ses malades à la santé, et d'améliorer l'état des autres. Le lait d'ânesse qui lui a, dit-il, réussi chez des sujets très affaiblis et comme exténués par le traitement antiphlogistique, n'entre pas même dans notre régime ; il a employé aussi, dans quelques cas, les calmants; mais on voit que c'est sans intention générale ; on le voit enfin se servir de préparations opiacées que nous regardons comme spécifiques dans les névroses des voies digestives; nous aurions désiré les trouver plus souvent utilisées, parce que la répétition du même médicament indique de la part du médecin un plan arrêté d'en faire le traitement; mais rien de pareil dans ses observations, consciencieusement dirigées du reste.

Ce qui ressort avec évidence du travail de Barras, c'est moins encore la connaissance de la nature des gastro-entéralgies en elle-même que l'opposition qu'il venait faire aux notions étiologiques que professaient les disciples de Broussais à l'égard de ces maladies. Barras accuse et nie le traitement des physiologistes, mais il n'affirme aucun traitement qui lui soit propre; car ni un régime, ni une hygiène ne sont pas un traitement médicinal. Ainsi les physiologistes se trompaient sur la nature et sur le traitement des affections gastralgiques, et Barras se trompait sur la médication.

Les causes principales de la gastro-entéralgie diffèrent beaucoup de celles de la gastro-entérite chronique. Mais la connaissance des lésions chroniques de l'estomac contribue puissamment à la formation de leur diagnostic différentiel; car il est nécessaire de ne rien négliger pour distinguer l'essence des maladies qui nous occupent.

Les causes les plus fréquentes de l'inflammation chronique de la muqueuse digestive sont; une phlegmasie aiguë de la muqueuse; l'abus de tous les excitants, soit aliments, soit boissons, soit médicaments, soit enfin corps étranger ; les boissons glacées ou très froides prises lorsque le corps est en sueur; une température très froide ou une chaleur extrême, quand on n'y est pas accoutumé ; un tempérament sanguin ; la suppression des hémorrhagies et des sueurs ; les diverses métastases, les corps stimulants appliqués à l'extérieur ; les contusions, ou une violence quelconque, etc.

Les causes les mieux connues des névroses des voies digestives, au contraire, sont : une disposition héréditaire, un tempérament nerveux, irritable et délicat, soit naturel, soit acquis ; l'épuisement du corps, par une mauvaise nourriture, ou le manque d'aliments nécessaires à l'entretien des forces ; les chagrins, la jalousie prolongée, les contrariétés, les emportements, les colères et toutes les passions déréglées ; la vie trop sédentaire, le travail trop fatigant du cabinet, les méditations assidues et profondes et les fortes contentions d'esprit ; les vents du sud, de l'ouest en France, et particulièrement sur les côtes de la Normandie ; le cidre, le résidu du lait, après qu'on en a extrait le beurre. Les habitants du pays de *Caux*, chez lesquels j'ai recueilli le plus grand nombre de mes observations, font usage de ce résidu du lait (*fromage et petit lait*), qu'ils conservent dans des vases, où il s'aigrit et dont ils font leur soupe sans légumes. Cette alimentation pauvre, jointe à l'usage du cidre, dans un pays où les vents froids et humides sont constants, sont, selon nous, les principales causes des gastralgies qui règnent presque endémiquement dans cette belle, mais trop pluvieuse contrée de France. Les pays où les variations de l'atmosphère et les orages sont fréquents sont aussi des causes communes des gastro-entéralgies et de toutes les autres névroses des voies digestives. Les vents du sud qui règnent en Auvergne contribuent aussi beaucoup au développement des affections dont nous nous occupons.

L'abus des évacuations sanguines dans le traitement de différentes maladies, et plus particulièrement dans les affections intestinales ; l'abstinence et l'usage habituel des aliments atoniques, comme du lait, des fruits crus, des légumes, des farineux, des boissons mucilagineuses, etc. La lactation par des femmes peu fortes, et qui mangent peu ; la leucorrhée, la chlorose, la grossesse chez plusieurs femmes. Observons cependant qu'il y en a, parmi ces dernières, qui se trouvent préservées de la gastralgie, durant le temps de leur gestation, ainsi que nous en avons vu un exemple, chez une femme des Loges dont nous avons tracé l'observation. Les vins blancs alcooliques, et enfin, tout ce qui peut affaiblir l'organisme, exciter la sensibilité ou débiliter les voies digestives, sont des causes des névroses de l'estomac et des intestins.

Les gastro-entéralgies sont souvent dues à une disposition héréditaire, *et jamais à la gastro-entérite*, ce qui établit une différence bien marquée entre ces deux maladies.

Les tempéraments nerveux, délicats, irritables constituent une diathèse nerveuse, au développement de laquelle contribue pour beaucoup l'éducation efféminée, casanière, indolente : c'est à tel point, qu'on pourrait dire qu'elle en constitue la première période.

Ceci rend, jusqu'à un certain point, compte de la fréquence de ce genre de maux, chez les femmes délicates et les enfants, qu'on voit manifester une foule de phénomènes nerveux qu'on ne remarque pas chez les personnes élevées autrement, c'est à dire, à l'air libre ou à des exercices ou à des occupations proportionnées aux forces, et qui usent d'une nourriture substantielle, et non de café au lait, sorte d'aliment qui n'est propre qu'à former des constitutions grêles, à qui tout fait peur, le plus léger bruit, comme la plus légère émotion.

Qu'on nous pardonne cette digression; mais si ce breuvage de café au lait était fait de ces deux substances, il porterait moins de préjudice au développement du corps ; mais le café est mélangé avec force chicorée brûlée ; le lait, dans les grandes villes, est toujours falsifié avec de l'eau de riz, très souvent d'orge, etc., et la soi-disant crême qui surnage n'est autre chose que du blanc d'œuf, avec un peu de lait, déjà falsifié (1).

(1) M. *Gauthier de Claubry*, l'un des chimistes les plus distingués de la capitale, n'a-t-il pas annoncé, au moins deux fois, dans les journaux, que l'on vendait pour du lait, une composition, faite avec les cervelles des chevaux qu'on abat à la grande

Voici à ce sujet ce que nous disait un jour, l'un des médecins les plus probes, les plus consciencieux de Paris. Deux boulangers, ses clients, retirés du commerce, lui dirent en *confidence* : « M. P... ne conseillez pas à vos clients de manger de ces petits pains à café. » — « Pourquoi répondit brièvement M. P... » — « Parce que nous y mettons de la potasse; nous y sommes obligés, parce que tous ceux qui prennent du café en veulent, et si nous n'avions pas fait comme les autres boulangers, nous aurions perdu quelques uns de nos clients; puis, il faut toujours faire comme les autres. »

Un fait qui vient à l'appui de ce que ces deux bou-

voirie de *Mont-faucon* près Paris; n'a-t-il pas même enseigné comment on préparait ce semblant de lait ? on broye bien la partie blanche du cerveau dans un mortier; et on la délaye avec une grande quantité d'eau. Voilà pourtant avec quelles substances alimentaires on risquait de déjeuner autrefois à Paris, car aujourd'hui la police déploye àcet égard, un zèle qu'on ne saurait trop louer, et cependant que de contraventions, n'a-t-elle pas à signaler et à punir tous les jours! Quant aux petits pains, dits pains au lait, nous ne doutons pas que la même administration n'empêche l'introduction de la potasse que l'industrie était parvenue à y faire entrer pour les rendre plus propres à l'usage auquel ils sont destinés. Que l'on compte la consommation de ces laitages mal digérés, de ces petits pains indigestes, et on expliquera peut être en partie par cette consommation le grand nombre de personnes, surtout de femmes et d'enfants prédisposés ainsi, qui deviennent les victimes de la gastralgie et de l'entéralgie, sans compter le grand nombre d'autres affections auxquelles une semblable alimentation devait donner lieu.

langers, devenus humains et consciencieux, avouaient, nous vient encore en mémoire. Une dame de Paris, *qui se faisait douairière*, se retira à la banlieue de la capitale; or, la première chose qu'elle fit en s'installant dans sa nouvelle résidence, fut d'aller trouver le boulanger du lieu, et de lui recommander « ces « bons petits pains à café, comme on les fait si bien « à Paris. » — « Madame, je n'en fais pas, répond le « boulanger » — « Eh! pourquoi cela? Parce qu'ils « sont nuisibles à la santé à cause de la potasse qu'on « y introduit pour les rendre plus spongieux. » — « Mais comment cela est-il nuisible? » — « Madame, « ils provoquent des maux d'estomac presque con- « tinuels. » — « *Oh mon Dieu*! dit-elle, j'en suis « cruellement tourmentée. » — « Eh bien, madame, « ne mettez plus de ces petits pains dans votre café « au lait, et vous ne souffrirez plus. » Cette dame fut docile au conseil de l'honnête boulanger, se contenta du pain ordinaire, et ses maux d'estomac disparurent insensiblement.

Ces faits remarquables et fort intéressants nous font connaître les causes d'une foule de gastralgies acquises; nous n'espérons pas qu'on se corrige mieux sur ce point que sur celui des corsets; mais, comme médecin à la recherche des causes, nous devons signaler toutes celles qui nous semblent concourir à la production des affections qui font ici notre objet d'étude spécial.

Un attribut des maux de nerfs assez digne de

remarque est la propriété qu'ils ont de se développer par le seul effet de l'imagination, par une imitation involontaire, et par des antipathies singulières pour certains objets; et nous pensons que les phénomènes nerveux déterminés par le magnétisme sont le fruit de l'imagination. Une conviction mal fondée d'être atteint d'une maladie, peut faire se développer l'hypochondrie et la mélancolie. La crainte, fondée ou non, d'une maladie organique fait naître chez certaines personnes une véritable gastralgie hypochondriaque. Le meilleur moyen de guérir cette affection, due à la crainte, est de persuader au malade que sa crainte est tout à fait chimérique; si l'on y parvient, il ne s'agit plus, pour la guérison complète, que d'employer quelqu'une des préparations opiacées que nous avons formulées dans le cours de cet ouvrage.

Barras employa avec un succès complet, dans un cas de cette nature, une potion calmante à l'intérieur, et un topique de thériaque sur l'épigastre; mais ce ne fut qu'après avoir bien convaincu le malade imaginaire qu'il n'était atteint d'aucune lésion organique. Toutefois, ces affections nerveuses ne se déclarent ordinairement que chez les sujets dont le système nerveux est déjà malade; car, comme nous l'avons dit ailleurs, l'imagination et la peur présupposent très souvent une affection du système nerveux, d'où il résulte peut-être qu'il n'existe pas de maladies purement imaginaires, et que, le plus souvent, elles ont une source matérielle plus ou moins obscure.

On a vu maintes fois dans les hôpitaux des scènes de convulsions sympathiques ; Boerhaave rapporte lui-même celle dont il fut témoin à l'hospice de Harlem en Hollande : une petite fille est prise de convulsions à la suite d'une frayeur; il n'en fallut que le spectacle pour que tous les enfants qui étaient dans la même salle fussent pris de la même affection nerveuse. Lorry ne fait-il pas mention, dans son bel ouvrage sur la mélancolie, d'une nombreuse famille dont toutes les personnes tombaient presque simultanément en convulsion? Qui ne connaît enfin les convulsionnaires de Bray? que d'exorcismes enfin, dans le moyen-âge, qu'on aurait pu remplacer par des médications positives ! Nous ne nions pas l'effet des pratiques religieuses, ni des prières mais, en respectant ce qui est toujours respectable, nous croyons qu'un peu de médecine n'eût pas nui dans la plupart des cas oùla superstition faisait intervenir la religion.

Dans l'état purement physiologique, ne voyons-nous pas qu'il existe une imitation involontaire qui fait bâiller lorsqu'on voit ou qu'on entend bâiller, et la vue d'une personne qui vomit ne donne-t-elle pas à des personnes bien portantes l'envie de vomir et même le vomissement. Ainsi les sympathies sont un fait positif que nous sommes obligés de constater dans l'état de maladie aussi bien que dans l'état de santé.

Nous croyons pouvoir nous dispenser de citer tous es cas rares que les auteurs ont recueillis, avec soin, pour amuser autant que pour instruire les lecteurs. Nous pourrions parler des effets de l'antipathie et de l'aversion que des personnages marquants ou historiques ont eue pour des objets qui naturellement n'auraient dû exciter rien de pareil: ainsi le célèbre anatomiste Gavard avait, comme Montaigne, horreur des pommes; Barras avait un ami qui détestait l'huile chaude et qui éprouvait des vomissements dès qu'il avait ingéré quelques aliments préparés avec ce corps gras ; la plupart du temps, l'odeur seule suffisait pour lui donner des contractions spasmodiques de l'estomac et des nausées. Les aversions s'expliquent quelquefois par des antécédents; mais il est des cas où il serait inutile d'en chercher la cause plausible et raisonnée. Il faut les constater et ne pas les discuter.

Les troubles moraux du cœur sont une source inépuisable de maladies nerveuses.

L'empire que le moral exerce sur le développement de ces maladies se fait sentir plus vivement dans les sociétés et les classes où dominent le luxe et la corruption des mœurs. Tout le monde sait aussi que les affections nerveuses sont d'autant plus fréquentes dans un pays que les bouleversements politiques y sont plus considérables, et les lumières et la civilisation portées à un plus haut degré. Ces affections nerveuses sont beaucoup plus rares chez les peuples qui vivent dans l'ignorance et la simplicité. Nous n'avons pas ici à comparer la population des grandes villes avec celle des campagnes. Que de causes de maladies dans la cité civilisée, qui n'existent pas au village! Nous ne comparerons pas non plus les nations que distinguent les raffinements de l'intelligence et des mœurs avec les peuplades sauvages : sans être trop partisan des théories de J. J. Rousseau, nous serions peut-être souvent obligé de reconnaître, du point de vue des maladies nerveuses où nous sommes placé, quelques avantages à la nature inculte, sur la civilisation raffinée. Les grands besoins, les grandes passions, les grands ennuis qui les suivent lorsqu'elles sont rassasiées, voilà des sources où l'étiologie doit venir prendre les causes premières des névroses gastro-entériques. Or, il est évident que ce n'est plus dès lors chez les personnes aux mœurs faciles et primitives qu'il faut venir les chercher.

L'avarice, l'ennui, la nostalgie, les remords, les chagrins causent le plus souvent l'hypochondrie, la mélancolie, etc. : l'idée de son propre mérite, le désir de la vengeance aboutissent souvent au délire furieux; mais, avant d'en arriver là, que de maladies nerveuses les passions tristes ou orgueilleuses ne peuvent-elles pas engendrer dans l'organisme!

Barras, dit que, d'après *son expérience*, les chagrins, la colère, les contrariétés et la jalousie, sont les passions les plus fécondes en névroses gastriques; mais cette fréquence ne tient-elle pas à ce que ces névroses sont plus communes que les autres, ou que nos populations y sont déjà prédisposées par le genre de vie qui nous est devenu habituel? Voilà la question et nous croyons pouvoir y répondre par l'affirmative.

Tissot dit : « Parcourez les différents pays : c'est « dans ceux où l'air est le plus humide que vous « trouverez le plus de maux de nerfs. » L'excessive multiplication de ces maladies dans les Iles Britanniques, ne laisse pas de doute à cet égard. D'autres causes, très communes parmi les habitans de la Grande-Bretagne, telles que les variations brusques de l'atmosphère, la consommation énorme qu'ils font du thé, la vie sédentaire, contribuent sans doute à la fréquence de ces maladies ; car, d'après la remarque de Whytt, quand le temps est sec et tempéré dans ce pays, il y a beaucoup moins de symptômes nerveux, hystériques et hypochondriaques, que pendant toute autre température.

A l'occasion de l'humidité des îles Britanniques dont il vient d'être question, je reviens sur l'humidité, les vents d'ouest, de nord-ouest, des aliments et de la boisson (de cidre) que j'accuse, sur cette lisière de la Normandie, d'être cause positive des nombreuses gastralgies qui y règnent comme constitution habituelle. Les temps orageux, pendant lesquels l'atmosphère est chargée d'électricité, influent constamment sur les individus d'un tempérament nerveux, surtout s'ils sont déjà atteints de quelque variété des affections nerveuses dont nous nous occupons.

Il est pourtant des organisations singulières atteintes de l'une de ces névralgies, qui se trouvent mieux dans les temps froids et humides, que dans ceux qui font du bien à la plupart des autres: les différences des idiosyncrasies sont infinies.

Les évacuations sanguines sont des causes propres à occasionner, chez beaucoup de personnes, la gastralgie et autres variétés des névroses des voies digestives. En effet, lorsqu'on affaiblit l'organisme au delà de ce qu'il convient, non seulement tout le *système* s'affaiblit, mais plus particulièrement les organes de la digestion ; et, de cet affaiblissement résultent des maux d'estomac, qui s'étendent parfois tout le long du tube alimentaire. Or les progrès de ces affections nerveuses seront d'autant plus rapides qu'on les aura négligées davantage, et surtout, qu'on aura cherché à y remédier par les débilitants, la diète, ou un régime atonique, comme les aliments maigres, les légumes longtemps continués, l'hygiène antiphlogistique en un mot.

Les spoliations sanguines portées trop loin, laissent après elles des spasmes, des convulsions plus ou moins violentes, des syncopes, des crampes, tout le cortége enfin des maux de nerfs ; et pourtant il ne faudrait pas conclure de ce que je dis là, que je sois systématiquement opposé à la pratique des saignées, soit locales, soit générales ; je les crois souvent nécessaires et j'en ai retiré de trop grands avantages pour professer le contraire. Mais veut-on un exemple de l'effet des antiphlogistiques prolongés après une maladie, en voici un, cité par le Dr Barras. Nous aimons toujours à nous appuyer sur cette autorité.

« Une jeune femme, âgée de 30 ans, d'une bonne constitution et d'un tempérament sanguin, fut atteinte, après un accouchement, d'une fièvre bilieuse d'autant mieux caractérisée qu'elle était simple et très intense; cette maladie parcourut ses périodes, et se termina après le troisième septenaire. Les boissons délayantes furent le principal remède mis en usage dès le commencement; on les continua même pendant la convalescence. Aussi les forces ne se rétablissaient pas, la malade se plaignait de malaises, de faiblesses; elle ressentait de la pesanteur pour marcher, des engourdissements, des borborygmes, des coliques; le ventre était gonflé, les digestions s'opéraient avec peine; il y avait céphalalgie, souvent de l'insomnie, et une constipation opiniâtre : le flux menstruel était moins abondant que dans l'état de santé. Le médecin appelé en consultation fut instruit des accidents que cette dame avait éprouvés; il reconnut que la fièvre bilieuse était depuis longtemps terminée, et soupçonna le nouveau désordre d'être entretenu par l'abus des délayants, que l'on continuait, sans y joindre aucun médicament propre à relever les forces. La malade était en outre soumise à un régime très sévère, et ne sortait pas de sa chambre. Un exercice modéré lui fut conseillé; on la mit à l'usage du vin d'absinthe pour le matin, de l'extrait de genièvre avant le dîner, et d'une potion calmante et tonique (1) pour le soir. On prescrivit une nourriture saine, peu copieuse, mais succulente, et un peu de bon vin, on y ajouta les bains de siége pour exciter les règles, qui reparurent plus abondamment dans les premiers jours du mois. Peu de temps après, les forces se rétablirent insensiblement; au bout de trois mois, cette dame fut en pleine santé.»

Les délayants pris en abondance, ou longtemps continués, notamment les mucilagineux, produisent un délabrement plus ou moins considérable de l'estomac. Un médecin qui en usa trop longtemps, dit qu'on ne comprendra bien l'effet de ces breuvages qu'après l'avoir éprouvé soi-même; notre langue, ajoute-t-il encore, n'a pas de terme pour l'exprimer. Tous les aliments et les boissons du régime antiphlogistique, si on en fait usage pendant longtemps, peuvent énerver les forces et la vitalité de la muqueuse et des membranes qui composent les parois de l'estomac. Ce défaut d'énergie centrale peut ensuite retentir dans toutes les autres parties du corps, spécialement sur les intestins où s'irradient promptement les affections de ce viscère important, et il ne faut pas s'étonner s'il en résulte successivement la gastralgie, et souvent l'entéralgie, et plus tard encore la mélancolie et l'hypochondrie.

Si la muqueuse de l'estomac se ramollit dans les

(1) Ce médecin comprenait parfaitement la nature des névroses des voies digestives et le traitement qui leur convient.

longues inflammations, nous pensons que ce ramollissement est trop souvent le résultat de l'abus des boissons délayantes et de la diète prolongée; cependant, la phlegmasie seule, passée à l'état chronique, peut très bien amener ce désordre. La dyssenterie, par exemple, qui passe à l'état chronique, produit ordinairement cet effet; alors la gastralgie, la gastro-entéralgie se développent, en conséquence, par la faiblesse de la muqueuse qui entretient une diarrhée plus ou moins fréquente par atonie. Dans ce cas délicat, quelques quarts de lavement légèrement toniques, avec une décoction, non bien forte d'abord, de kina et de pavot, peuvent réussir à détruire le désordre des intestins.

La leucorrhée ou fleurs blanches, chez les femmes, dépend, peut-être plus souvent qu'on ne le pense, d'une gastralgie négligée ou méconnue; dans ces cas, il faut diriger ses soins du côté de l'estomac. Certains médecins, tout en méconnaissant l'état névralgique des sujets qu'ils traitaient, ont néanmoins prescrit un régime fortifiant, tel que potages au gras, les rôtis de volaille, de mouton, de bœuf, et du vin vieux rouge pour boisson, et le bon air de la campagne : ils croyaient ne traiter que la leucorrhée et ils guérissaient la gastralgie.

Les jeunes personnes atteintes de chlorose et les femmes enceintes sont très sujettes aux névroses de l'estomac dont les symptômes se manifestent par des vomissements ou par un appétit capricieux, bizarre et même dépravé; quelquefois par des douleurs locales plus ou moins violentes. Dans l'état de gestation, ces affections proviennent, on ne doit pas en douter, de la sympathie que l'utérus exerce sur l'estomac. Tous ces cas constituent de véritables gastralgies sympathiques; les calmants, une nourriture fortifiante, quelque topique tonique, comme la thériaque sur le creux de l'estomac, réussissent généralement dans ces cas.

Enfin, certaines professions, telles que celles de cordonnier, de tailleur, de tisserant, etc., dont les ouvriers sont obligés de se tenir constamment courbés, ou d'appuyer leur poitrine et la région épigastrique sur un corps dur, sont exposés, par ces seules causes, aux gastro-entéralgies. Le jeûne est aussi une cause fréquente de gastralgie, et successivement d'entéralgie. Cette cause est digne d'attention. Sans prétendre nous immiscer dans les affaires morales de l'Église, sans prétendre surtout adresser à la religion des reproches au nom de la science ou de la médecine, je crois que nous sommes en droit de constater le jeûne en général comme une cause probable des névralgies qui surviennent chez les personnes qui ont pratiqué cette abstinence d'alimentation et de viande, durant un temps plus ou moins long, avec des tempéraments qui se prêtent peu à ces corrections de la chair.

Cela fait, c'est-à-dire cette cause une fois signalée dans l'énumération des éléments étiologiques des névroses gastro-intestinales, nous croyons nous être permis ce que la médecine se peut permettre ; il ne nous reste plus qu'à émettre le vœu de voir les prêtres user de cette tolérance dont l'évangile leur montre à chaque ligne l'exemple, à l'égard des personnes que le tempérament, la constitution et les rudes fatigues nous semblent exempter plus ou moins de la règle commune. Les commandements de l'Église ne s'adressent, en vérité, qu'à ceux qui peuvent les exécuter. Il ne faut pas que la religion qui est la source de toute perfection aussi bien morale que physique, puisse faire insinuer par les incrédules qu'elle pêche dans ces cas, faute d'hygiène et d'humanité. Raison et tolérance seront toujours l'apanage des préceptes pratiques de l'Église chrétienne, et rien ne pourra nous départir du respect que nous lui avons toujours voué au fond de notre conscience.

QUATRIÈME PARTIE.

DIAGNOSTIC DES NÉVROSES DES VOIES DIGESTIVES ET DES DIFFÉRENCES QUI EXISTENT ENTRE LA GASTRO-ENTÉRALGIE ET LA GASTRO ENTÉRITE.

Pour établir la différence qu'il y a entre la gastro-entéralgie et la gastro-entérite, il suffit de comparer les symptômes propres et spéciaux à chacune de ces maladies. Dans la gastro entérite chronique, la douleur est *obtuse*, comme dans toutes les phlegmasies chroniques ou aiguës des membranes muqueuses; souvent, elle ne se manifeste que par la pression exercée sur l'épigastre et l'abdomen; quel que soit son degré de modération ou d'intensité, la douleur est incessante, c'est-à-dire, sans aucune interruption, depuis son origine jusqu'à sa terminaison heureuse ou fatale.

Au contraire, la douleur des gastralgies est fréquemment d'une violence extrême, et ce qui mérite la plus grande attention, comme diagnostic pratique, c'est que la pression sur l'épigastre ou l'abdomen, loin d'augmenter la souffrance, la calme souvent et peut même la faire cesser, comme nous l'avons remarqué dans quelques unes de nos observations. Dans les cas ordinaires, il faut pourtant le reconnaître, les malades éprouvent un peu de douleur à la pression. Ce qui est à remarquer aussi, pour bien établir le diagnostic différentiel, entre les deux genres de maladies, c'est que la douleur purement gastralgique de l'épigastre, s'irradie le plus souvent sur les parois de la poitrine, le dos et les épaules ; de plus, elle est *intermittente* ou *rémittente* ; elle disparaît complétement ou diminue beaucoup d'intensité par intervalles, et revient avec toute son intensité, à des temps plus ou moins réguliers.

Cependant, chez la plupart des individus atteints de névroses gastriques, nous le répétons, les douleurs ne sont pas bien vives : il y a bien une sensation pénible dans l'épigastre, mais elle est supportable ; c'est un malaise difficile à définir, même pour les malades. Il y a quelquefois des nausées qu'il ne faut pas confondre avec les nausées occasionnées par les embarras gastriques, bilieux ou inflammatoires. Il y a aussi du découragement, des anxiétés, et quelquefois des sensations singulières ; chez certains sujets, c'est une sorte de frémissement dans l'estomac, de tressaillement, des palpitations locales, du gonflement ; le viscère se remplit démesurément de gaz : chez d'autres au contraire, il est ou il semble être très vide et resserré ; quelques autres sentent cet organe comme suspendu et isolé des autres parties voisines ; souvent enfin ils y éprouvent une chaleur vive ou, par contraste, un froid glacial ; nous avons rencontré ces divers phénomènes : rappelons en passant le fait de ce malade qui disait éprouver par intervalles comme l'effet d'un coup de vent très chaud ou très froid sur la partie malade.

Quelquefois, c'est une sorte de formication semblable à celle que produirait un insecte ou un reptile sur la muqueuse gastrique. Une dame disait à son médecin que le principe de tous ses maux était dans son ventre : un simple regard désobligeant, ajoutait-elle, me blesse cette partie, si douloureusement que tout mon corps en est ébranlé ; et je *pense par le ventre.*

Un symptôme très fréquent encore dans la gastro-entéralgie, ce sont des battements extraordinaires dans la région épigastrique et aux hypochondres ; ce que nous n'avons jamais observé dans la gastro-entérite, soit aiguë, soit chronique. Ces battements, dans la gastro-entéralgie, sont quelquefois sensibles à la main et à l'œil. Cependant, il faut bien s'assurer s'ils ne dépendent pas d'un anévrysme de l'aorte ou de quelque autre artère de ces régions.

Un professeur allemand, qui a souvent observé ces pulsations, assure qu'on les distingue de celles qui sont occasionnées par un anévrysme, en ce qu'elles ne sont point isochrones comme ces dernières, avec les pulsations du cœur et du pouls. On peut penser qu'elles sont dues à une oscillation spasmodique des fibres de l'estomac et des intestins. Ces troubles fibrillaires de l'estomac se portent chez certains hypochondriaques de l'épigastre sur les bras, sur les cuisses ou sur les jambes, pour revenir ensuite à leur siége primitif. Un autre médecin étranger prétend que c'est à des contractions nerveuses du diaphragme qu'il faut attribuer les battements qui accompagnent la gastralgie.

D'autres médecins prétendent à leur tour que ces battements ont leur origine dans les gros vaisseaux artériels de l'abdomen. Il est certain que, dans plusieurs cas, cette opinion est fondée ; car ces mouvements sont parfois isochrones avec le pouls. Suivant M. *Alibert*, les pulsations nerveuses sont caractérisées par leur apparition soudaine : violentes d'abord, elles ne perdent leur intensité qu'après une certaine durée ; tandis que les battements anévrysmatiques se développent et augmentent peu à peu. Ce qui distingue enfin les battements nerveux dans la gastralgie et l'entéralgie, c'est qu'ils ont ordinairement une marche intermittente. Les pulsations de l'abdomen peuvent être occasionnées, disent quelques médecins, par des tumeurs enkystées du ventre, des lésions organiques du pancréas et du mésentère. Que l'observation décide.

Dans la gastrite chronique, la langue est ordinairement rétrécie et rouge sur les bords et à la pointe ; son milieu est une espèce de croûte muqueuse desséchée, en forme de fausse membrane, et, chez quelques sujets, elle est très chargée, l'haleine est fétide et la bouche habituellement amère. La soif est ordinairement constante. Dans la gastralgie, la langue est blanche, épanouie et plate ; le plus souvent, nous l'avons vue rosée à sa pointe et sur ses bords dans la longueur d'un pouce environ ; dans ce dernier cas, elle peut n'être pas bien épanouie. Les papilles nerveuses de l'extrémité de la langue sont rouges et visibles ; elles excitent une sorte de titillation désagréable. Barras dit que cela s'observe chez les personnes qui ont été soumises à un régime trop sévère ; nous l'avons observé aussi chez d'autres qui n'avaient subi ni traitement ni régime.

Dans la gastralgie, la bouche n'est pas mauvaise : quelques individus se plaignent pourtant qu'ils sentent un goût fade, pâteux, acide ou poivré ; la salivation est quelquefois abondante, notamment dans les cas de boulimie ; la soif, nulle d'ordinaire chez les gastralgiques, peut aller jusqu'à la répugnance pour toute espèce de liquide, et nous avons vu ce qui en est de ce signe dans la gastralgie que la soif accompagne quelquefois.

Dans la gastrite chronique, il n'y a point d'appétit ; il y a même un dégoût pour tous les aliments proportionné à l'intensité de l'inflammation gastrique. Au contraire, dans la gastralgie, l'appétit est variable, mais il y en a toujours plus ou moins ; quelquefois il est naturel, souvent beaucoup plus fort que dans l'état normal ; il y a des cas où il est perverti, dépravé, capricieux et fantasque, faisant désirer des substances extraordinaires ; chez certains individus, il est déréglé, prompt, impérieux et irrésistible, et sans tenir compte de la distance et du peu de temps après le dernier repas, comme nous l'avons observé plusieurs fois, notamment chez MM. ***, de la commune des Loges, dont nous donnerons l'observation.

Les souffrances de la gastrite chronique se réveillent et augmentent par une légère ingestion d'aliments qui excite même un mouvement fébrile, et quelquefois des nausées et des vomissements peu de temps après avoir pris ces aliments. Quand les malades ne rendent pas la nourriture, soit parceque la maladie est peu intense, soit pour cause d'une particularité de leur idiosyncrasie, la digestion stomacale les fatigue pendant toute sa durée ; il y a des pesanteurs, des rapports acides, nidoreux ou fétides. La diarrhée indique plutôt la gastrite que la gastralgie dont le symptôme ordinaire est la constipation.

Dans quelques cas de gastralgie, les douleurs épigastriques s'apaisent par l'ingestion d'une grande quantité d'aliments, et même de substances très indigestes ; dans d'autres, la digestion se fait avec une rapidité étonnante, et cependant elle est parfaite ; dans ces derniers cas, un besoin impérieux de reprendre des aliments, en petite quantité, il est vrai, se fait sentir ; et pendant ce pressant besoin, les douleurs épigastriques se réveillent jusqu'à ce qu'il soit satisfait. Cependant, il y a des malades qui, dans cette circonstance, sont tellement souffrants qu'il leur semble qu'ils ont un corps étranger dans l'estomac. Ce sont des bâillements répétés, incommodes, des nausées, des gonflements abdominaux, des borborygmes, des coliques flatulentes; le goût des aliments leur revient quelquefois ; souvent des gaz sans goût et sans odeur sortent de l'estomac par le haut. Mais, chose remarquable, les digestions s'accomplissent, et par conséquent, l'assimilation des aliments se fait bien en général; aussi voit-on des gastralgiques conserver leur embonpoint et leur fraîcheur, ce qui n'a jamais lieu pour les sujets atteints de gastrites, lesquels perdent bientôt leur couleur et maigrissent rapidement.

Une autre remarque à faire, c'est que les vomissements des gastralgiques se composent de matières glaireuses, plutôt que d'aliments; nous en avons même vu qui rendaient les liquides et gardaient les solides. Or, dans le cas d'inflammation de la muqueuse gastro-intestinale, les solides sont rejetés de préférence aux liquides. Cependant, ce phénomène n'est pas *constant*, tant les névroses, surtout celles de l'estomac, sont variables. Quand les souffrances sont portées à un haut degré, l'urine est souvent très claire, abondante, fréquemment rendue, toutes choses qui ne se rencontrent pas dans la gastro-entérite chronique. Néanmoins, on a vu, dans quelques cas de gastro-entéralgies, les urines rouges, briquetées ou d'une couleur jaune ; mais alors, il y a ordinairement complication d'embarras gastrique, comme nous l'avons vu chez la jeune fille des Loges, dont nous avons rapporté l'observation plus haut; la complication bilieuse produit le même phénomène.

La gastro-entérite chronique ne tarde pas à exercer une influence préjudiciable sur la nutrition, et à produire une fièvre symptômatique, qu'on appelle *hectique*, caractérisée par la fréquence et la raideur du pouls, de la chaleur à la peau, avec exacerbation vers le soir; les forces se perdent, et les malades maigrissent rapidement; la peau des malades, perdant son incarnat, passe successivement par tous les degrés du brun, jusqu'à ce que, sur les pommettes, se dessine la couleur rouge lie de vin ou violet, qui annonce que la maladie marche vers une fin fatale, si l'on ne vient lui opposer de prompts secours.

On observe, au contraire, que des sujets affectés de gastralgie ou de toute autre variété de névrose des voies digestives, se plaignent pendant dix, vingt ans et plus, de douleurs d'estomac, sans avoir la fièvre, sans s'affaiblir, ni maigrir. *Smidtmann* parle d'une religieuse atteinte de gastralgie, depuis son jeune âge jusqu'à quatre-vingt quatre ans; j'ai parlé d'une fermière des Loges, âgée de près de 75 ans, atteinte de maux d'estomac depuis l'époque de sa puberté, et que je parvins à soulager à peu près complétement, avec une infusion de mélisse quotidienne, et de deux jours l'un, la potion aromatique et diacodée que j'ai souvent formulée dans mes observations.

En règle générale, quand, dans notre pratique, nous

rencontrons un de ces vieux malades qui se plaignent d'une gastrite chronique, remontant à une quarantaine d'années, nous ne discutons pas, mais toutes nos présomptions sont en faveur de l'existence d'une gastralgie. Il est, en effet, très rare que les inflammations intestinales pardonnent si longtemps à leurs victimes. Mais la lenteur et la tolérance des névroses gastriques ne nous font pas prendre notre parti sur ces maladies; leur souffrance est trop réelle, pour que nous ne cherchions pas, dans la médecine active, les moyens les plus efficaces pour en conjurer jusqu'à la cause et nous souhaiterions bien que nos confrères, partageant nos sympathies sur ces maux, voulussent bien imiter notre exemple et adopter des moyens qui nous ont si souvent et si heureusement réussi.

Le pouls, dans les affections nerveuses des voies digestives, est presque toujours normal, dans quelques cas, très lent, plus souvent tenu que plein, parfois intermittent ; la fièvre peut se rencontrer chez quelques personnes, mais les accès sont, en général, incomplets et irréguliers, tantôt rapprochés les uns des autres, et tantôt fort éloignés ; dans la gastro-entérite, au contraire, la fièvre est continue d'ordinaire. Dans les névroses gastriques assez violentes et qui se prolongent, il y a des malades qui ont des étourdissements et des vertiges ; mais les accidents passent avec une grande rapidité ; le sommeil des gastralgiques est souvent assez bon, naturel ; il ne perd ces caractères que lorsque les malades, passant à l'hypochondrie, laissent aller leur intelligence au gré d'une imagination qui se crée des fantômes sur tout ce qui les intéresse.

Les personnes, atteintes d'inflammation chronique de la muqueuse des voies digestives, sont tristes, moroses, impatientes ; mais ces phénomènes ne peuvent pas être regardés comme caractéristiques de cette affection. Chacun sait qu'ils sont communs à toutes les maladies de longue durée ; cependant, le moral des victimes de la gastro-entérite n'est jamais aussi profondément affecté que celui des gastro-entéralgiques : chez ces derniers, la figure s'épanouit à toute parole d'espoir et de consolation. Il y a quelquefois, chez ces malades, des agitations et des impatiences qui ont surtout leur siége aux extrémités inférieures ; on remarque parfois aussi un état complétement opposé, c'est-à-dire, l'apathie, la paresse, la timidité, l'inertie, l'appréhension même à se livrer au moindre travail ; cet état, qui est le signe des plus graves désordres produits par les névroses gastriques, se complique, dans l'hypochondrie, de tristesse, de morosité, d'ennui, jusqu'au dégoût de la vie, et cependant les hypochondriaques ont une grande peur de la mort. Le caractère peut devenir irascible, même barbare et féroce. On sait que le Dr *Francia*, dictateur du Paraguay, nous a laissé un frappant exemple de ce caractère : c'est dans ses accès d'hypochondrie, par le vent humide et chaud du nord-est, que ce tyran, improvisé par les circonstances, exerçait ses proscriptions et ses cruautés.

CINQUIÈME PARTIE.

TRAITEMENT DES NÉVROSES DE L'ESTOMAC ET DES INTESTINS.

Les gastralgies, les entéralgies et les autres affections nerveuses de l'estomac et des intestins, ont pour principe une irritation atonique de la muqueuse de ces organes; voilà pour la règle générale. Quelquefois il y a de l'éréthisme, je considère cet état comme une simple variété ou modification de l'irritation fondamentale. Ainsi, partant de cette considération qui, je crois, est parfaitement justifiée par le traitement qui nous a si bien réussi dans les nombreuses affections névralgiques des voies digestives, nous nous sommes mis en demeure d'examiner la validité rationnelle de la médication que nous venons recommander.

Avant d'être bien initié à la connaissance de ces affections, je commis bien souvent la faute commune : je pris ces accidents pour des signes de la phthisie à son début, tantôt pour de l'inflammation gastrique, deux erreurs dont les médecins du temps aimaient mieux se rendre coupables que d'avouer un diagnostic qui pût faire supposer qu'ils croyaient à une affection purement nerveuse. Les maladies d'essence nerveuse ont passé pour des rêveries anti-pratiques. Il fallait être très courageux pour oser s'en montrer partisan, à cette époque où l'on ne voyait que tubercules incurables dans la poitrine ou de l'inflammation partout ailleurs. Mais les bons principes bravent les systèmes à la longue, et la moindre circonstance les rappelle à l'esprit. Ce fut le cas pour nous.

Le lecteur voudra bien se souvenir de la première observation qui ouvre notre volume et qui fut notre point de départ dans la pratique des névroses gastro-entériques. Qu'il veuille bien y revenir en tout cas, il y verra la manière dont nous fûmes en quelque sorte conduit par les faits, c'est-à-dire par la guérison de la jeune personne qui en fournit le sujet. Aux plaintes de maux d'estomac, nous dûmes nous rappeler la mélisse que notre maître Alphonse Leroy ne nommait jamais sans nous dire que c'était une plante amie de ce viscère. La mélisse nous mit sur la voie des espèces aromatiques. D'autre part, les témoignages multipliés de Barras ont suffisamment expliqué les raisons qui nous faisaient édulcorer avec le sucre ces diverses infusions ; nous verrons bientôt enfin la justification de l'emploi que nous fîmes de l'opium et de ses diverses préparations au dehors et au dedans de l'organisme.

Les infusions aromatiques précèdent ordinairement notre médication ; elles sont en même temps notre ouverture thérapeutique et l'essai de la maladie, si on nous permet cette expression prise d'un autre ordre de choses. C'est avec les infusions que nous tentons le terrain et cherchons la nature de l'affection ; c'est le complément de notre diagnostic : si le malade en effet se trouve bien de ces premières ingestions, nous avons une raison nouvelle de compter sur une névrose des voies digestives : l'effet qu'elles produisent sur les inflammations de ces organes, qu'elles soient aiguës, qu'elles soient chroniques, n'est jamais marqué par une amélioration aussi soudaine, ni aussi générale, ni assez topique. Ainsi les infusions aromatiques, celle de mélisse surtout, sont la pierre de touche avec laquelle nous vérifions préliminairement l'essence différentielle de la gastralgie et des affections avec lesquelles les praticiens les plus expérimentés pourraient encore les confondre. Or, ces infusions ne nous semblent pas devoir faire l'objet de nos soins ici pour enseigner la manière de les préparer et le mode d'administration, tout le monde sait faire infuser les plantes, et quant aux précautions requises pour les administrer, nos observations pourront servir de guide pratique à cet égard.

Arrivons à notre Potion aromatico-calmante que nous avons, sur le succès constant qu'elle nous a donné, signalée comme spéciale dans les névralgies de l'estomac et des intestins. Nous dirons incessamment les raisons qui nous ont fait adopter le sirop diacode ou celui de morphine comme le principal agent thérapeutique de ces préparations, et nous espérons faire voir que la théorie qui nous a conduit est en tout conforme à la pratique. Voici donc notre formule la plus ordinaire. Le médecin en face de son malade reste, bien entendu, l'arbitre des quantités respectives qui doivent y entrer, selon le cas qu'il a à traiter.

Eau commune.	60 grammes.
Eau distillée de mélisse.	30 grammes.
Sirop diacode.	30 grammes.

M. à prendre en deux fois ou par moitié le même jour.

Mais reprenons les faits afin de donner un fondement solide aux diverses applications que nous faisons ordinairement de cette potion, et revenons à l'observation de mademoiselle Louise, qui fut le sujet de notre premier succès dans la carrière.

Après avoir pris la potion ci-dessus, la jeune personne manifesta dès le lendemain une amélioration notable; le soulagement pour être prompt n'en était d'ailleurs que plus sensible. Pensant bien que le mal n'était pas détruit, quoiqu'il fût atteint, je fis continuer deux ou trois potions identiques et semblablement administrées les jours suivants. D'où le mieux arrivant progressivement, j'éloignai les potions en n'en donnant que la moitié tous les matins et enfin, dans la deuxième semaine, la moitié seulement tous les trois jours à jeun, pour conclure le traitement, et mademoiselle Louise ne ressentit plus aucun des symptômes de la gastralgie durant le cours de l'année qui suivit.

Un an après cependant, nous l'avons dit, à l'occasion de quelques accidents, la maladie donna des signes de retour : deux Potions prises par moitié le matin avant de se lever et une petite tasse d'infusion de mélisse dans la journée vinrent à bout de tous ces symptômes. A longs intervalles la malade a cru devoir revenir passagèrement à l'emploi de la potion, et aujourd'hui, c'est-à-dire plus de quarante ans après, elle affirme qu'elle n'y a jamais eu recours en vain. Les infusions de mélisse lui sont restées familières, elles lui suffisent pour relever l'estomac des maladies qui peuvent l'atteindre accidentellement.

Depuis cette observation et quelques autres qui fondent notre expérience pratique touchant les névroses gastriques et intestinales, les circonstances de ma vie et de ma profession m'ont mis très souvent à même de justifier les propriétés thérapeutiques de mon traitement ; peu de médecins, j'ose le dire, ont eu plus de succès que moi dans l'espèce qui nous occupe ; peu de médicaments ont eu moins d'insuccès que celui que nous venons recommander à nos confrères.

Dans le pays de Caux surtout, d'où datent le plus grand nombre des observations qui nous sont restées entre toutes celles que nous y fîmes, les infusions aromatiques et la préparation opiacée n'ont jamais trompé notre attente. C'est dans ce pays trop cruellement partagé que nous avons pu varier l'administration de l'opium et voir constamment son application heureuse quand il était véritablement adressé à une affection gastralgique ou à l'entéralgie.

Voici donc la variante de la potion que nous avons eu souvent l'occasion de mettre en œuvre quand les symptômes étaient profonds et dénotaient l'intensité de la névralgie.

Eau distillée de menthe.	30 grammes.
Infusion de mélisse. . .	60 grammes.
Sirop de morphine. . . .	30 grammes.
Eau de fleurs d'oranger.	15 grammes.

Mais je reviens souvent à ma première formule.

Il m'est arrivé maintes fois aussi de remplacer toute potion par une application externe *loco dolenti* ou sur le creux de l'estomac. Dans ces cas là six grains ou trente centigrammes d'acétate de morphine, étendus sur un emplâtre de sparadrap ordinaire, remplissaient parfaitement mon objet. Le topique devait être maintenu quatre ou cinq jours durant, son action thérapeutique était d'ordinaire plus lente ou plus tardive que celle des potions ; mais elle était aussi certaine, je n'ai jamais été dans la nécessité de le renouveler chez la même personne.

Quant aux infusions, nos confrères peuvent essayer de toutes les plantes qui entrent dans la classe des aromatiques; mais nous n'avons jamais eu recours qu'à la mélisse qui doit avoir ici rang de premier recommandé, et après elle à l'hysope et à la menthe. Notre traitement médicinal des névroses gastro-entériques, n'est pas plus compliqué que cela et il nous a toujours suffi, lorsque l'emploi en a été justifié par la présence effective et réelle d'une nevralgie.

Le champ des variations et des perfectionnements thérapeutiques est ouvert, que nos confrères s'y engagent, que les accessoires de préparation, d'administration, etc., soient mis à l'épreuve, le fonds que nous sommes venu préconiser comme formant la médication spéciale de la gastralgie, c'est l'opium, c'est la mélisse; tout ce qui leur peut servir de succcédané, tout ce qui leur ressemble dans la matière médicale pourra être essayé. Pour nous, l'innovation nous paraît inutile : à notre âge, quand on a le nécessaire, on ne doit tenter ni le superflu ni l'incertain. La **MÉLISSE**, comme élément aromatique et l'**OPIUM** comme principe calmant, voilà l'arsenal de notre thérapeutique contre les affections nerveuses qui font l'objet particulier de nos études dans cet ouvrage.

Maintenant que nous avons raconté les réussites multipliées de notre traitement, nous devons à la vérité et à notre devoir de citer le seul cas où il nous a paru *échouer*, si l'on peut se servir de cette expression pour dire qu'il n'a pas complétement vaincu la maladie. Il s'agit d'une jeune personne dont nous rapporterons l'observation, si l'espace nous le permet, à la fin du volume.

Cette demoiselle, âgée maintenant de 26 ans, avait été élevée à la campagne, qu'elle habita jusqu'à l'âge de 20. A cette époque, elle fut placée chez des parents pour vivre avec eux dans la ville de Bordeaux. Dès les premières années de ce nouveau séjour, se manifestèrent l'une après l'autre toutes les douleurs d'une gastralgie, pas assez franche cependant pour qu'on pût la distinguer avec évidence d'une gastro-entérite.

Indécis sur un diagnostic positif, je tentai le mal par les aromatiques qui procuraient quelques allégements aux douleurs, par l'opium qui donnait quelques jours de répit à la malade, mais qui n'aboutissaient pas à détruire la maladie, laquelle reparaissait bientôt avec ses souffrances primitives. J'eus recours enfin aux saignées locales, pour voir si la médication ne me traduirait pas encore la nature de l'affection. Je fis appliquer des sangsues au creux de l'estomac au nombre de dix. L'effet en fut à peine remarquable ; cependant la patiente témoigna d'une souffrance un tant soit peu plus vive, ce qui me fut un élément nouveau de persuasion que j'avais affaire à une névrose. L'emplâtre saupoudré d'acétate de morphine donnait un peu de calme, je le répétais à court intervalle, mais je n'obtins jamais qu'une rémission momentanée. Ce que nous avons remarqué de plus efficace jusqu'ici, c'est-à-dire dans le cours d'un traitement de plusieurs années, c'est le sirop d'hydrochlorate de morphine pris par cuillerées à bouche toutes les fois que les tiraillements d'estomac font souffrir la malade.

A quoi pouvons-nous attribuer l'inefficacité de nos moyens ordinaires dans ce cas : est-ce à ce que la névrose ne fut jamais assez dégagée de l'élément inflammatoire qu'on peut supposer coexister avec elle ? est-ce au séjour de la grande ville dont l'effet reproduirait sans cesse sur cette organisation, les conditions mèmes de la maladie ; est-ce enfin à une idiosyncrasie qui favoriserait l'état morbide qui constitue la gastralgie ? Nous ne voulons pas choisir entre ces trois causes, elles ont chacune peut-être une part à la maladie elle-même, et la forment ainsi à elles trois. Le fait est que le cas de cette demoiselle est le seul qui ait positivement résisté à notre médication. Obtiendrons-nous un meilleur résultat du deutoxyde de fer à l'intérieur et du topique externe composé de thériaque additionné de quelques grains d'hydrochlorate de morphine à l'épigastre, qui a réussi dans deux ou trois circonstances à Barras? nous ne savons que prévoir, mais nous publierons un jour cette observation complétée jusqu'au bout, ne fût-ce que comme exception ou comme exemple de gastralgie réfractaire à nos moyens ; peut-être par la suite, puisque la personne est encore entre nos mains, découvrirons-nous la cause qui neutralise en partie l'effet de notre médication.

Quant au régime, nous n'en avons prescrit aucun particulier. Si les névralgies que nous avons traitées avaient résisté pendant quelque temps, nous y aurions eu égard ; mais elles ont cédé si promptement et d'une manière si satisfaisante que nous n'avons pas eu à nous y arrêter. Certes, nous concevons facilement qu'il y a beaucoup de cas où le régime doit fixer sérieusement l'attention du médecin, et sur lequel il doit fonder en partie ses chances de guérison. Ainsi, *Barras* s'est trouvé dans cette circonstance, pour les nombreux malades qu'il eut à traiter ; tous ses névralgiques en effet ayant subi un traitement contraire à la nature de leurs affections nerveuses atoniques ; tous, disons-nous, ayant été traités avant lui par des médecins physiologistes qui avaient pris les gastro-entéralgies pour des gastro-entérites chroniques plus ou moins latentes, et avaient appliqué la médication antiphlogistique avec ce qu'elle a de plus débilitant, étaient réduits au dernier degré de marasme et de dépérissement organique. Que fallait-il donc pour rétablir ces malades exténués par la faim, énervés par les boissons délayantes, profondément appauvris dans leurs forces par les applications répétées des sangsues ? que fallait-il en un mot pour réparer les désordres produits par un traitement systématique si diamétralement contr'indiqué : il fallait un régime analeptique et une hygiène en conséquence ?

Les clients qui échurent à Barras, victimes du traitement antiphlogistique, étaient plus malades peut-être des suites de cette thérapeutique funeste que de la névralgie gastrite qui s'en était exaspérée. Or, le régime succulent et l'hygiène appropriée devaient avoir un effet admirable sur ces organisations épuisées, sur ces estomacs délabrés qui n'avaient plus d'énergie pour réagir contre l'élément nerveux qui y avait établi le siége de ces désordres. Voilà le bénéfice expliqué que Barras dut recueillir de son régime et de son hygiène. Barras relevait ses sujets de l'état de prostration où les avait mis la médecine physiologique ; en donnant de l'énergie aux viscères digestifs, il aidait l'organe à résister au travail morbide du système nerveux ; voilà tout, et c'était assez pour les malades qui semblaient renaître sous sa conduite ; mais pour nous, médecins, mais pour Barras lui-même, rien ne peut nous convaincre que l'affection gastralgique fut atteinte par le régime le mieux combiné et l'hygiène la plus ingénieuse. En niant la nécessité de tout traitement médicinal, de toute substance pharmaceutique, Barras se condamnait lui-même, car il savait aussi bien que nous que la maladie véritable ne cède pas aux aliments, ainsi qu'aux conditions hygiéniques les mieux entendues. Barras, nous le répéterons sans fin, guérissait les malades des effets de la médecine antiphlogistique ; mais la gastralgie restait au fond visible ou latente jusqu'à ce que le moindre accident vînt la réveiller.

Notre prédécesseur pouvait donc, avec tous les semblants de la vérité ne se croire obligé, touchant les névroses gastriques, qu'à une alimentation succulente pour toute médication ; mais s'il avait eu comme nous des névralgies pures de toute atteinte médicale ou systématique, primitives, sans complication et sans aggravation accidentelles, il eût vu au contraire que le régime était accessoire ; c'est à tel point, que jamais je n'eus occasion, dans ma clientelle presque spéciale du pays de Caux, de m'occuper de la manière dont je devais nourrir mes malades ; les infusions aromatiques et notre potion calmante venaient à bout de l'affection en si peu de jours, que j'aurais cru perdre mon temps en faisant la formule suivie d'un régime que la plupart de mes patients d'ailleurs n'auraient pas pu se donner.

Il est hors de doute que notre régime est tonique, fortifiant, succulent, et que notre hygiène est active, corroborante et variée ; mais nous le répétons, le régime et l'hygiène ne sont dans la médecine des névroses gastriques telle que nous l'entendons, que l'accessoire ou l'adjuvant de la médication ; et voilà la différence totale qu'il y a entre nous et Barras : c'est qu'il affirmait le régime comme traitement suffisant, et qu'il récusait la médecine, tandis que nous affirmons le traitement médical comme indispensable et que nous reléguons au deuxième plan de notre médication le régime analeptique, quelle que soit son opportunité incontestable dans la thérapeutique intégrale des névroses gastriques et entériques.

En disant que Barras affirmait le régime et récusait les médicaments dans la névralgie, nous prenons le terme auquel il aboutit par ses semblants de succès curatifs ; car dans le premier volume de son ouvrage, il est loin d'être aussi négatif pour le traitement médicinal. Les potages gradués de volailles et de bœuf, les viandes noires rôties, les œufs à la coque, le pain de gruau et les vins généreux, l'habitation de la campagne et l'exercice au grand air ne l'empêchaient pas de songer à la Matière médicale qui pouvait convenir à la maladie. Ainsi nous le voyons, dans les premiers temps ou chez les premiers sujets, mettre en œuvre les toniques ou les calmants : la thériaque en topique sur le creux de l'estomac avec addition superficielle d'un sel de morphine lui servit à diverses reprises; mais la morphine noyée dans la thériaque perdait une partie de sa force et ne lui donnait pas un résultat assez évident pour qu'il s'y arrêtât. La thridace et autres préparations de la laitue furent essayées, sans attirer davantage son attention. Ces médicaments, dit-il, offrent peu d'utilité dans les affections nerveuves de l'estomac ; il croit même que ces substances peuvent nuire dans les cas d'atonie, probablement parce qu'elles sont trop rafraîchissantes : leur propriété anodine permet néanmoins de les ordonner lorsque l'éréthisme nerveux est évident. Ailleurs enfin il touche au but sans le savoir, ce qui fait qu'il n'insiste pas et passe outre : « mais la pharmacie, dit-il, fournit un agent plus actif, et duquel on retire presque toujours de grands avantages : c'est l'*Opium*. Quand la maladie est peu douloureuse, on peut le prescrire à la dose de 5 à 10 centigrammes incorporés, soit dans le beurre de cacao, soit dans l'extrait de quina, de gland de chêne torréfié, ou de gentiane, selon qu'il y a irritation ou débilité nerveuse des premières voies. S'agit-il de combattre une violente douleur d'estomac ou d'intestins, une névralgie de ces organes? il est rare que 5 à 6 gouttes de laudanum de Rousseau sur un morceau de sucre, une cuillerée à café de sirop de morphine, ou 5 centigrammes d'opium muqueux, répétés toutes les quatre heures, ne les calment pas en peu de temps ; le sirop diacode, à la dose de 32 à 64 grammes dans un véhicule. produit quelquefois le même effet (1). A la vérité, dit-il, les souffrances peuvent se renouveler ; en continuant l'usage du même remède, on parvient souvent à arrêter leur marche, et, dans les autres cas à les rendre supportables. C'est ce qui a lieu chez certaines personnes pour lesquelles l'opium est un besoin de première nécessité. »

Ce n'est pas seulement par sa propriété sédative,

(1) Barras, n'étant pas arrivé aux véritables moyens de traitement des gastralgies, n'est pas ferme dans ses prescriptions. Le bon sens l'y conduisait peu à peu ; mais il tâtonnait encore.

qui est propre à calmer la trop grande sensibilité et les douleurs d'estomac et des intestins, que l'opium est utile dans le traitement des névroses de ces organes ; il convient aussi comme somnifère, pour procurer du sommeil aux malades qui en sont privés; et cet avantage est d'autant plus précieux, que c'est surtout pendant les nuits qu'ils passent dans l'insomnie, lorsqu'ils sont seuls, abandonnés à eux mêmes et aux ténèbres, que les hypocondriaques se livrent à de tristes réflexions; il importe donc de leur procurer du sommeil afin de les soustraire à cette occupation mentale, et aux idées chimériques qui agravent toujours la maladie; une pilule de cynoglosse de quelques centigrammes, selon Barras, remplit assez souvent ce but (1).

Indépendamment de la douleur et de l'insomnie, deux symptômes indiquent plus spécialement l'usage des opiacés ; ce sont : les vomissements des substances alimentaires occasionnés par une vive exaltation de la sensibilité nerveuse de l'estomac et le dévoiement composé des mêmes substances et provenant d'une sensibilité excessive des intestins.

On dira peut-être : comment, vous ne craignez pas de donner l'opium aux hypochondriaques ? n'ont-ils pas une irritation cérébrale, que les opiacés pourront faire passer à l'état de phlogose ? nous savons très

(1) Nous n'approuvons pas ce médicament ; il n'est pas bien fidèle ; de plus on a observé que les pilules de cynoglosse ne se digèrent pas toujours.

bien que l'opium agit d'une manière spéciale sur le système encéphalique, que ce médicament ne convient pas lorsque le cerveau est disposé à s'enflammer, qu'il produit souvent une congestion de cet organe; mais nous savons aussi qu'on a beaucoup exagéré les dangers que les préparations d'opium font courir aux personnes atteintes d'hypocondrie, et que l'affection cérébrale, primitive ou secondaire, qui existe dans cette maladie nerveuse, acquiert très rarement les caractères de l'inflammation : la source de l'hypocondrie n'est pas au reste dans le cerveau, et ce n'est pas non plus une inflammation; c'est une irritation nerveuse atonique des intestins, et dès lors, l'opium ne peut nuire que dans des cas exceptionnels.

Certains praticiens n'osent pas administrer l'opium ni les autres préparations de ce médicament dans les névroses gastro-intestinales, craignant de resserrer le ventre. Cette crainte a quelque chose de juste, quoiqu'il soit possible aussi qu'on attribue souvent au remède ce qui n'est que l'effet de la maladie; car les névroses sont habituellement accompagnées de constipation. Nous ne disons pas cependant que l'introduction de l'opium dans l'estomac réussisse toujours, ni qu'il ne produise jamais les mauvais effets qu'on lui a attribués; mais il est facile de s'apercevoir si son usage intérieur a des inconvénients, et dans ce cas, on peut le suppléer par des topiques opiacés sur la région épigastrique. Un auteur, dit Barras, a vu de bons effets de l'extrait de jusquiame, pris en se couchant, depuis 1 jusqu'à 15 ou 20 centigrammes, et répété le matin à plus petite dose; mais nous observerons que ce remède est bien moins puissant que les préparations opiacées; cependant, dit cet auteur, il mérite de leur être préféré en plusieurs circonstances en ce qu'il tient souvent le ventre libre.

Schmidtmann vante beaucoup l'eau de *laurier-cerise*, à la dose de quinze gouttes, que l'on peut augmenter par degrés, dans un véhicule convenable. Nous pensons qu'on n'a pas assez souvent recours à *ce médicament*, mais en résumé, les moyens les plus convenables par leurs effets, ceux que nous avons employés avec le plus grand succès, et que nous avons fait connaître en tête de cet article de traitement général, sont préférables à ces derniers, *Barras* les cite, et il les a quelquefois mis en usage; mais faute de connaître les bons et *constants* effets des nôtres : tous les moyens de Barras sont des tâtonnements. Cet auteur a employé quelques autres remèdes dans les névroses des voies digestives ; mais ils n'ont pas produit de meilleurs effets ; nous n'en parlerons pas.

Dehaen a retiré de grands avantages de la réunion des sédatifs aux toniques, comme nous-mêmes. *Boerhaave* les avait employés avant lui avec le même succès, notamment dans une multitude de *cardialgies*, qui avaient été rebelles à plusieurs autres moyens, et dont la chronicité faisait craindre un squirrhe de l'estomac ou de ses parties environnantes. Ce célèbre médecin de Vienne (*Dehaen*), ne multipliait pas d'ordinaire ses prescriptions : il appliquait sur l'épigastre un topique fait avec 18 grammes d'emplâtre *Diabotanum*, 60 centigrammes à un gramme d'opium et autant de camphre et suffisante quantité de baume du Pérou. Ce topique devait être porté longtemps, et renouvelé chaque fois qu'il tombait. Notre topique avec le sparadrap saupoudré de 5 à 6 grains d'acétate ou d'hydrochlorate de morphine, est plus simple, et surtout plus efficace.

La médication intérieure de Dehaen variait selon les circonstances. Quand la cardialgie s'accompagnait d'acidité des premières voies, il faisait prendre toutes les deux ou trois heures, une cuillerée à bouche d'une potion composée de 16 grammes de poudre d'yeux d'écrevisses, 12 grammes d'*aléosaccharum* de menthe poivrée, 32 grammes de sirop de menthe et 240 grammes d'eau de menthe. Dans ce composé *polypharmaque*, il y a quelques bons médicaments que nous faisons entrer dans nos potions simples.

Quand cette potion compliquée à *la mode Germanique*, ne suffisait pas pour détruire l'acidité et tenir le ventre libre, Dehaen faisait prendre de temps en temps quelques pilules de *ruffus*, dans la masse desquelles on ajoutait un peu de gomme ammoniaque et de savon de Venise. Dans les cas où la douleur d'estomac était accompagnée de spasme et de débilité le même médecin ordonnait un opiat préparé avec

96 grammes de quinquina en poudre, 5 grammes de camphre, autant de myrrhe, 105 grammes de sirop diacode, et la même quantité de sirop de menthe. La dose de cet opiat était d'une cuillerée à café répétée six fois par jour. Il y avait des malades chez lesquels on était obligé d'augmenter la quantité des préparations d'opium, principalement pour la nuit.

En suivant l'une ou l'autre de ces médications, beaucoup de personnes guérissaient de la cardialgie, pourvu qu'elles s'abstinssent, pendant leur usage, des aliments difficiles à digérer, du lait du fromage, du vinaigre, des vins acides, et qu'elles observassent un régime animal (1). Ces exclusions sont excellentes, et on doit s'y conformer : ainsi le régime qui réussissait à Dehaen, et que nous ne connaissions pas, dit Barras, dans la première édition de son ouvrage, est analogue à celui dont l'expérience nous a démontré l'utilité; il est vrai que nos prescriptions médicales ont moins d'activité; mais elles sont de la même nature. Dans le temps où Dehaen obtenait quelques bons effets de sa médication, la médecine devait sacrifier à la mode de cette *polypharmacie*, aujourd'hui c'est la mode contraire et nous ne sommes pas éloigné de préférer la simplicité de nos formules actuelles.

(1) Cette défense de faire usage de lait, de vinaigre et autres acides est très conforme à notre régime. Nous connaissons les graves inconvénients de ces substances pour les avoir vus souvent se produire dans nos observations personnelles.

Après la douleur, aucun symptôme de gastro-entéralgie ne tourmente plus le malade que la constipation. Il est d'ailleurs très important de la prévenir quand elle n'a pas lieu, et de la faire cesser lorsquelle existe. Comme l'alimentatation contribue beaucoup à relâcher ou à resserrer le ventre, il est possible d'éviter la suspension des selles par des aliments convenables (1), et de les rappeler par un changement de nourriture. Ainsi les individus qui sont constipés en se nourrissant de substances débilitantes, pourront cesser de l'être en passant à un régime tonique, et *vice-versa*. On a vu ce changement faire cesser des constipations très-opiniâtres et rebelles à tout autre moyen. S'il est insuffisant pour rétablir les évacuations alvines, on doit conseiller les suppositoires de beurre de cacao, de suif ou de tout autre substance analogue : ils réussissent quelquefois. Deux cuillerées d'huile d'amandes douces injectées dans le rectum, peuvent aussi atteindre le but.

Enfin, lorsque la constipation résiste à ces secours, on est forcé d'avoir recours aux lavements ; mais on ne doit pas les répéter trop souvent, parceque leur fréquence produit des accidents qui ne sont point compensés par l'avantage des évacuations qu'ils déterminent, lesquelles ne soulagent en effet que momenta-

(1) Les promenades au grand air provoquent les selles ; ce qui s'accorde avec la nécessité d'un exercice proportionné aux forces des malades, pour entretenir celles-ci.

nément; car les coliques flatulentes, les gonflements abdominaux, la *tympanite même*, sont souvent occasionnés par l'abus des lavements. Ces inconvénients résultent surtout des remèdes les plus en usage, comme ceux à l'eau tiède, à la graine de lin, à toutes sortes d'émollients, etc., et ce n'est pas le seul inconvénient qu'on puisse leur reprocher; ils méritent encore celui de n'être que des palliatifs, et d'entretenir même le mal auquel on veut remédier par leur emploi; car dans les névroses gastriques, les lavements émollients perpétuent la constipation, et elle devient d'autant plus difficile à vaincre qu'on en use davantage.

C'est ce que Barras dit avoir observé dans un grand nombre de cas, et notamment sur lui même; notre pratique nous l'a demontré aussi. Voici le conseil d'un médecin physiologiste qui le soignait: « Puisque l'eau en » boisson vous incommode, injectez-vous une grande » quantité de ce liquide par l'anus, inondez en les in- » testins. » Le conseil fut mis à exécution; mais des borborygmes, des flatuosités, des distensions énormes et très douloureuses du ventre en étaient constamment la suite, et ces incommodités devenaient plus pénibles lorsqu'il prenait des lavements mucilagineux. Ce médecin ignorait, et je ne le savais pas non plus alors, dit Barras que le tube intestinal souffre de la présence de l'eau quand l'estomac a de la peine à la supporter.

Il y a deux moyens d'éviter les inconvenients dont il vient d'être question; le premier, c'est d'éloigner le plus possible les lavements,de n'en faire usage que quand le besoin s'en fait vivement sentir, c'est-à-dire tous les cinq ou six jours ; il convient d'autant mieux d'attendre cet espace de temps, que les évacuations spontanées qui peuvent survenir sont toujours plus favorables que celles qu'on est obligé de provoquer. Le second moyen consiste à rendre l'eau des lavements moins débilitante, par l'addition d'une substance légèrement tonique ; dans cette vue, *Barras* se servait de cassonnade ou de sucre, à la dose de 30 à 60 grammes. Avec ces lavements il est possible de remplir toutes les indications ; il suffit de les faire prendre tièdes dans les cas d'éréthisme nerveux, et froids lorsque l'atonie des organes est évidente. Du reste, on peut introduire d'autres liquides, et les varier à volonté, pourvu qu'ils soient à peu près de la même nature que les boissons dont nous avons conseillé l'usage, et qu'on ait soin de tenir un juste milieu entre les corps trop atoniques et ceux qui excitent trop fortement. Ces derniers surtout sont dangereux dans les névroses gastriques, comme Hoffmann et Tissot en ont averti les médecins.

Voici ce que dit *Barras* à ce sujet : « J'ai éprouvé » d'horribles douleurs d'entrailles après avoir pris un » lavement dans lequel on avait fait entrer une cuille- » rée de vinaigre ; et il est à ma connaissance que le » même phénomène a eu lieu chez d'autres personnes. » Le sel, si employé dans les lavements, est encore » plus à redouter, puisqu'il peut entraîner des acci-

» dents mortels; l'honorable confrère Bourdet périt
» de cette manière. Doué d'une constitution très ner-
» veuse, et digérant mal depuis plusieurs années, sur-
» tout quand il faisait usage d'aliments atoniques, ce
» médecin fut attaqué après un profond chagrin et du-
» rant les grandes chaleurs de l'été, de 1825, d'une
» violente gastro-entéralgie qu'il prit pour une gas-
» trite chronique.

« Je lui conseillai l'opium pour calmer ses douleurs
» épigastriques. Comment, me dit-il, vous voudriez
» introduire de l'opium dans un estomac qui est en
» feu! cependant, le feu n'était que dans son imagi-
» nation, car il n'y avait aucun symptôme inflamma-
» toire, tandis que la névrose gastrique était mani-
» feste. Mais l'idée d'avoir une phlogose des pre-
» mières voies était si fortement empreinte dans l'es-
» prit du malade, qu'il ne me fut pas possible de la
» détruire. Contre mon avis et à mon grand regret,
» il appliqua trois ou quatre fois des sangsues sur la
» région épigastrique, et se soumit ensuite, au traite-
» ment antiphlogistique le plus absolu.

« Ainsi que cela devait être, la maladie fit des pro-
» grès rapides; et en moins de trois mois, la sensibi-
» lité nerveuse du canal digestif, la maigreur, la fai-
» blesse et l'affection morale furent portées au der-
» nier degré. Tourmenté par une constipation invin-
» cible, et voulant à toute force, se faire aller à la
» selle, cet infortuné prit, pendant trois jours de
» suite, des lavements fortement saturés de sel com-

» mun. Il en résulta une violente dysenterie qui em-
» porta le malade au douzième jour. Dans le principe,
» cette maladie n'avait rien de fâcheux. La sécurité
» de l'esprit, une nourriture convenable et quelques
» calmants l'auraient guérie. C'est aux antiphlogis-
» tiques, continués avec une déplorable persevé-
» rance qu'on peut attribuer les progrès effrayants
» qu'elle a faits. La sensibilité du canal alimentaire
» ayant été exaltée par les sangsues, les mucilagineux
» et la diète sévère ; les lavements d'eau salée ont en-
» flamné la muqueuse des gros intentins, comme tout
» autre stimulant aurait pu enflamner celle de l'es-
» tomac, si on l'eût introduit dans cet organe. Quoi-
» que l'autopsie manque à ce fait, il me paraît si con-
» cluant, que j'ai cru devoir le rapporter en peu de
» mots, pour l'instruction des médacins affectés de
» gastro-entérite chronique *imaginaire.* »

Cette observation recueillie avec l'exactitude et la précision qui distinguent comme, on le sait, notre honorable confrère le docteur Barras, nous semble digne de quelques remarques intéressantes : premièrement, elle démontre, comme je l'ai déjà dit, que les médecins, en général, ne connaissent pas encore très bien les névroses des voies digestives ; secondement, qu'ils ont une tendance irrésistible à les confondre avec des gastro-entérites chroniques ; troisièmement enfin que, lorsque les malades les consultent, ils ne font que peu ou point de cas des névralgies gastriques, et que leurs moyens, quand ils se donnent la peine d'en prescrire, sont presque toujours contraires à la nature de l'affection ; de là l'exaspération des symptômes et l'agravation du mal en lui-même.

La belle saison arrive heureusement ; on envoie les malheureux exténués à la campagne ou à quelque établissement d'eaux minérales, comme Plombières, Vichy ou autres réputés pour guérir ou pour soulager les affections névralgiques des voies digestives, et il arrive, on s'y attend bien, que le bon air, respiré, soit à la campagne, soit pendant le voyage ou durant le séjour aux établissements thermaux, la cessation de l'emploi des sangsues, et des autres moyens plus ou moins débilitants, font généralement du bien à ces malades ; d'où, satisfaction plus ou moins complète de ces derniers et des médecins, mais bientôt après, les symptômes reparaissent, et ne se doutant pas encore de l'essence du mal, force est bien de reconnaître son illusion et ses mécomptes, et de chercher d'autres moyens curatifs plus fidèles.

Mais ce qui ressort de l'observation de notre confrère Barras, c'est la tendance qu'il manifestait au début de son retour à la véritable pathologie des névroses gastriques, à employer l'opium et ses préparations. Comment se peut-il qu'au bout d'une carrière pratique si multipliée et, après des études si attentives de l'affection, cet auteur ait pu dans la dernière édition de son ouvrage et dans le deuxième volume abandonner toutes les ressources de la thérapentique médicinale dont il devait avoir recueilli tant de succès, pour dire que le régime alimentaire suffisait à la cure et que toute médication pharmacologique était vaine et superflue? Nous ne pouvons nous l'expliquer qu'en disant que les hommes utiles à l'humanité n'ont chacun qu'une part de la mission. Celle de Barras était de renverser la médecine physiologique ; il a complétement rempli celle-là. Mais revenons à notre traitement.

L'eau de Vichy a été recommandée et même très vantée dans les cas d'acidité de l'estomac : nous ne lui accordons qu'une très faible confiance ; la magnésie calcinée nous paraît beaucoup plus efficace, à la dose d'un gramme à un gramme et demi, le matin à jeûn dans un demi verre d'infusion de mélisse ou d'eau simple ; cependant, il y a des médecins qui refusent à la magnésie la vertu d'être utile dans les névroses avec des humidités dans l'estomac et à la bouche. Mais on peut l'essayer sans crainte. Les pastilles de magnésie ne sont pas sans utilité non plus ; quant à l'eau magnésienne très prônée depuis peu de temps, il est, dit-on, douteux qu'elle convienne dans les névroses gastriques. Les personnes qui en font usage ont le ventre ballonné et distendu par une grande quantité de gaz.

Le mauvais régime, dont beaucoup de gastralgiques font usage amène quelquefois une complication d'embarras gastrique : dans ce cas, il ne faut jamais employer le tartre stibié, ni les purgatifs irritants ; la poudre d'ipécacuanha peut seule convenir. Si l'on juge nécessaire d'employer des purgatifs; les minoratifs conviennent seuls, tels que la manne, l'huile de ricin, le sirop de rhubarbe, etc. On pourrait administrer également la poudre aérophore à dose suffisante pour provoquer des évacuations. Il y a des individus qui se tiennent le ventre libre en déjeûnant avec une tartine de miel; tout ce qui produit cette liberté est bon.

Dubois de Rochefort, dans sa Matière médicale, recommande, comme d'une grande efficacité dans les crampes d'estomac, le nitrate de bismuth à la dose de 40 à 50 centigrammes incorporé dans le sirop de guimauve et répété de cinq en cinq minutes : ces crampes disparaissent quelquefois comme par enchantement. Plusieurs auteurs étrangers en parlent de la même manière. Meglin le prescrivait dans les mêmes circonstances, à la dose de 50 centigrammes, unis à 50 centigrammes de magnésie et à la même quantité de sucre en poudre ; le docteur Marc dit que ce sous-nitrate, mêlé avec le colombo, lui a souvent réussi pour enlever la cardialgie. Ce qui nous prouve toujours que les toniques conviennent seuls dans les névroses gastriques.

M. Cayol a, dit-on, assuré au docteur Barras qu'il avait guéri plusieurs fois cette névrose par le moyen du magister de bismuth : un tel témoignage ne nous en laisse aucun doute. Les docteurs Percy louent beaucoup cette substance; ils en font prendre de 30 à 60 centigrammes, mêlés avec la même quantité de magnésie : dans les cas rares, où ce mélange ne calme pas les douleurs d'estomac, ces médecins y ajoutent quelques centigrammes d'extrait de laitue vireuse, au moyen desquels la guérision a presque toujours lieu.

Tous les praticiens ne sont pas d'accord sur les effets du bismuth ; ces dissentiments s'expliquent par la différence de nature des gastro-entéralgies, et par les anomalies singulières de ces névroses ; anomalies telles, qu'il arrive quelquefois qu'un médicament qui soulage certains malades, est inutile ou même nuisible à quelques autres, excepté l'opium cependant, à moins qu'on n'invoque contre son efficacité constante, l'exception que nous présente le cas cité au commencement de ce chapitre.

On connaît la potion anti-émétique de *Rivière*, et les louanges qu'on lui a prodiguées contre le vomissement nerveux. On pense que l'acide carbonique, auquel on doit attribuer l'action de ce remède, a la faculté de réprimer l'exaltation de la sensibilité gastrique, et de la ramener à son état normal lorsqu'elle est pervertie. On ne se sert pas toujours de la formule de Rivière; on lui substitue la poudre aérophore, qui agit également par l'acide carbonique qu'elle dégage, et qui, donnée à haute dose, jouit en outre de la propriété de tenir le ventre libre ; avantage précieux dans cette maladie, dont la constipation est un symptôme habituel.

Quoi qu'il en soit de ces avantages, ces potions sont d'un faible secours contre les névroses chroniques de l'appareil digestif ; elles peuvent arrêter momentanément les vomissements; mais il ne faut pas les répéter à cause de la grande quantité de gaz qui s'en dégage ; ce qui pourrait donner lieu à une tympanite, qui est toujours dangereuse, si elle n'est pas toujours mortelle.

Barras a employé avec un certain succès la racine de Valériane, *Valériana officinalis*, comme anti-nerveux et comme tonique ; nous approuvons parfaitement cet emploi ; il est très en usage dans plusieurs autres cas comme anti-nerveux et anti-septique.

Les bains froids d'eau de rivière, les bains de mer dont nous avons recommandé déjà l'usage, sont très efficaces dans plusieurs maladies nerveuses, mais non dans les gastralgies. Plusieurs médecins, qui ne se conforment guère aux méthodes déjà plus ou moins bien connues, courent après les expériences nouvelles et hasardées; ils ont mis en usage les révulsifs tels que vésicatoires, les moxas, etc. Nous allons brièvement apprécier ces moyens.

Qant aux vésicatoires sur la région épigastrique, s'ils suspendent les douleurs nerveuses de l'estomac, ce soulagement n'est pas de longue durée ; car les souffrances se renouvellent avec plus de force aussitôt que la plaie factice cesse d'être douloureuse ; Barras dit en propres termes : « J'ai été consulté plusieurs » fois par des malades auxquels d'autres médecins » avaient ordonné un séton ; ils ne s'en étaient pas » trouvés mieux ; plusieurs avaient même été obligés » de le supprimer à cause d'un surcroît de douleurs » épigastriques, et d'excitation générale qu'il avait

« produit. De tous les individus chez lesquels je l'ai « observé, il n'y en a eu qu'un qui ait eu à s'en louer ; « c'est M. B..., dont nous avons décrit l'entéralgie « hypocondriaque. »

Ainsi, quoique M. Magendie ait vanté les bons effets qu'il prétend avoir retirés du séton dans les névroses des voies digestives, il est prudent de s'abstenir de ce moyen.

En résumé : les infusions de mélisse, sucrées auxquelles on ajoute quelquefois l'hysope ou l'anis étoilé ; les potions aromatico-calmantes, composées avec 60 grammes de véhicule, de 30 grammes de sirop diacode ou de morphine, 30 grammes d'eau distillée de mélisse ou de menthe, sont les moyens qui m'ont réussi, je l'ai déjà dit, comme à souhait. L'emplâtre de sparadrap saupoudré de 25 à 30 centig. d'acétate ou d'hydrochlorate de morphine, m'a bien réussi. Je me borne donc à conseiller ces moyens et le bon air de la campagne, où bien les voyages.

Quant au régime, si nos observations n'en tiennent pas grand compte, c'est que nous avons eu le bonheur d'exercer notre étude sur des sujets que la médecine physiologique n'avait point exténués. Dans les névralgies gastriques vierges, il faut beaucoup moins s'occuper de l'alimentation, cependant nous sommes loin de prétendre qu'il faille négliger cet article du traitement général. Le chapitre qui suit en est la preuve.

RÉGIME DES GASTRO-ENTÉRALGIQUES.

On croit assez généralement qu'il faut manger souvent et peu à la fois; mais c'est une erreur que le Dr Barras dit avoir souvent commise, pendant qu'il souffrit de cette gastro-entéralgie qu'il méconnut si longtemps. D'autres médecins l'ont commise aussi, croyant avoir affaire à une gastro-entérite chronique. « Dans cette névrose, dit notre auteur, il arrive fréquemment que le malade éprouve un pressant besoin de manger, peu d'heures après avoir pris de la nourriture ; mais malheur à lui s'il a l'imprudence de le satisfaire ! Ce besoin tient à l'état spasmodique de l'estomac ; c'est une fausse faim que l'on doit supporter, à moins qu'elle ne soit par trop impérieuse, auquel cas le meilleur parti consiste à la tromper avec l'eau sucrée aromatisée avec l'eau de fleurs d'oranger ou l'eau de laurier cerise. »

Cependant, ajoute-t-il, s'il y a des inconvénients à obéir à ce besoin déréglé, il y en a aussi à ne pas contenter l'appétit qui arrive à l'heure ordinaire des repas, parce que l'estomac, s'il n'est pas satisfait, demandera toujours, et la faim continuelle augmente considérablement l'intensité de la maladie. Plus loin il poursuit : Si l'on objecte que dans les irritations, ne fussent-elles que nerveuses, le repos de l'organe affecté est indispensable à la guérison, je répondrai que l'estomac qui appète la nourriture agira sur lui-même, si on ne lui donne pas des aliments à broyer, et qu'il s'irritera bien plus encore en travaillant seul, qu'en élaborant une quantité modérée de substances alimentaires. C'est là la cause de l'exaspération des douleurs épigastriques chez les malades que l'on soumet longtemps à un régime trop rigoureux. » C'est ce qui arrivait aux gastralgiques que les médecins physiologistes traitaient par les antiphlogistiques.

Comme on le voit, Barras dit avec raison qu'il ne faut pas, hors les heures de repas, prendre des aliments si l'on n'a qu'une faim modérée; que dans cette circonstance cet appétit est faux, qu'il faut l'amuser ou mieux le tromper, en prenant de l'eau sucrée avec un peu d'eau de fleur d'oranger, etc. ; mais si cette faim est pressante, *impérieuse*, il faut la satisfaire modérément; car alors il est probable que la digestion de l'estomac est faite, et qu'il n'y a plus rien dans cet organe ; si cet appétit vient peu de temps après les repas même un peu copieux, la digestion a été *précipitée*, il faut encore y satisfaire avec une faible quantité d'aliments, pour deux raisons : la première parce les malades n'en prennent de leur propre mouvement que fort peu, un once de pain ou moins, suffit le plus souvent pour vaincre cet appétit extraordinaire ; la seconde, parce qu'en effet les malades n'en ont pas besoin d'avantage, et que si on ne satisfaisait pas à ce besoin impérieux, on les ferait horriblement souffrir de l'estomac, et qu'enfin des angoisses, des défaillances ou des syncopes pourraient être la suite de ces souffrances, comme nous en avons eu maint exemple dans nos observations.

Nous rappellerons entre autres le cas de ce petit homme dont nous avons étudié la névrose gastrique, et que la faim éveillait la nuit, quoiqu'il eût bien soupé. Nous avons vu qu'il suffisait de quelques bouchées de pain ou autres aliments pour apaiser ce besoin, et reprendre le sommeil qu'il venait d'interrompre. Ce petit repas nocturne était préparé et mis à portée avant de se coucher. Un prêtre *des Loges* nous fournira un exemple analogue : seulement il n'y avait rien de régulier dans les circonstances qui produisaient cette faim ; un soir après un dîner copieux, nous le verrons obligé d'entrer dans une ferme et de demander un morceau de pain, pour pouvoir continuer sa route et rentrer chez lui, quoique sa maison ne fût qu'à quelques minutes de distance.

Du reste, nous l'avons déjà dit à plusieurs reprises, n'ayant eu dans notre pratique que des gastro-entéralgies vierges de tout traitement antérieur, c'est-à-dire des névroses pures, et qu'aucune médication étrangère n'était pas venu détériorer, dénaturer ou compliquer ; nous devons avouer que le régime ne nous a que médiocrement occupé. Nos moyens thérapeutiques d'autre part, sont si régulièrement et si promptement efficaces, que la diététique des gastralgiques que nous avons guéris, nous eût paru superflue. Mais nous comprenons à merveille que Barras, n'ayant eu au contraire que des victimes exténuées de la méthode antiphlogistique ait été plus à même de porter toute son attention sur le régime et l'hygiène ; nous aurions fait comme lui si nous avions été à sa place.

Si donc nous nous dispensons de quelqu'un de ces détails qui ont occupé l'intelligence de notre savant confrère, on saura que cela tient à deux causes, la première : que nos malades nous offraient, si on nous permet cette expression, des affections toutes neuves ; la seconde, que notre traitement par les aromatiques et les opiacés, que notre potion, en un mot, suffisait à la cure de la maladie. Qu'aurions-nous pu changer en vérité à la nourriture habituelle des bons habitants du pays de Caux? Le petit lait et le cidre? Et par quoi les aurions-nous remplacés? Par de l'eau, qui semble l'aliment fait pour entretenir les névroses gastriques? Nous fûmes donc fort heureux d'avoir à notre dispositon un médicament qui nous dispensait de veiller au régime alimentaire. Ce n'est pas, nous le savons, une raison suffisante, pour que dans un livre didactique, notre devoir ne nous fasse l'obligation de nous en occuper.

D'après ce qui a été dit plus haut sur la nature de la faim qui accompagne les névroses de l'estomac, les personnes qui en sont atteintes peuvent donc manger en toute sûreté, si elles ont de l'appétit, sans s'inquiéter de la gastrite. On ne doit retrancher une partie de la nourriture qu'elles ont l'habitude de prendre, que dans les circonstances très rares où elles vomissent les substances alimentaires, c'est-à-dire quand la sensibilité de l'estomac est tellement exaltée qu'il ne peut supporter le contact de ces substances. Les gastralgiques qui se trouvent dans cette position, dit Barras, doivent s'abstenir de prendre des aliments par la bouche, et prendre des lavements de bouillon de viandes bien nutritives jusqu'à ce que le vomissement ait cessé.

Cette prescription nous paraît un peu trop rigoureuse; si le vomissement dure quelques mois, l'individu s'affaiblit, se démoralise ; d'ailleurs, ce moyen de nourrir les malades, étant en quelque sorte contre nature, il y aura peu de substance nutritive assimilée, et le malade peut succomber avant qu'on ne soit certain que l'estomac commence à supporter la présence de quelques aliments.

Il convient donc d'essayer de temps en temps, sans discontinuer tout à fait les lavements substantiels, quelques petites parties d'aliments par la bouche ; il convient d'essayer de préférence ceux que les malades désirent plus particulièrement que d'autres ; quand ils ne les conserveraient que peu de temps, il se ferait toujours un peu d'assimilation ; car observons ce qu'éprouve une personne qui a bien faim, ou qui éprouve le besoin pressant de prendre de la nourriture pour ne pas tomber en défaillance : elle n'a pas plus tôt ingéré quelqu'aliment, surtout s'il est liquide, ou sémi-liquide, comme le chocolat, la soupe, etc., qu'il sent un bien être inexprimable, le rétablissement de la force organique et le retour de l'énergie morale. Il se fait donc une assez prompte assimilation pour que le vomissement n'emporte pas tout le bénéfice de la nourriture ingérée.

Dans tous les autres cas, ni les malaises généraux, ni les pesanteurs à l'estomac, ni l'exaspération des douleurs quelque temps après les repas, ni même les vomissements de matières aqueuses à la fin des digestions, ne doivent les empêcher de se nourrir convenablement ; car ces inconvénients sont moins graves que la faim incessante et l'effet de cette faim sur la névrose qui s'exalte d'autant plus, comme nous l'avons dit, que l'estomac est plus obligé de travailler sur lui-même durant son état de vacuité. Entre deux maux, il faut choisir le moindre ; ce précepte de sagesse universelle trouve son application en médecine. Nous devons faire observer aussi que ce n'est pas la quantité d'aliments qui fait du mal, puisqu'il arrive souvent qu'un bon repas est mieux supporté qu'un potage ou un simple bouillon par les gastralgiques.

Les malades qui n'ont pas faim doivent se borner à une petite quantité de nourriture ; mais ils ne doivent pas s'en absentir entièrement : si quelque genre d'aliment est supporté, il faut le préférer à tout autre ;

on a toujours observé qu'une légère alimentation était plus avantageuse, même dans les cas d'inappétence que la diète absolue. Si, au contraire, le besoin de manger est au plus degré, comme dans la *boulimie*, on se gardera bien de le satisfaire entièrement ; il en résulterait journellement des indigestions, et autres accidents plus ou moins graves. Le malade doit se régler sur son genre de vie habituel, c'est-à-dire, ne pas prendre plus d'aliments qu'en bonne santé, quelque que grande que soit sa voracité.

Le choix des aliments est d'une grande importance. En général, si ces aliments ne doivent pas être toujours pris dans la classe des excitants et des véritables toniques, il faut aussi éviter constamment les substances alimentaires qui débilitent et rafraîchissent trop ; les unes et les autres sont nuisibles dans les gastralgies, et dans toutes les autres variétés des névroses ; les premiers ne soutiennent pas assez l'action digestive de l'estomac, et produisent des flatuosités très désagréables ; les secondes donnent trop d'activité à l'estomac. Ainsi, tous les aliments, soit du règne végétal, soit du règne animal, dans lesquels les matières aqueuses, grasses, mucilagineuses et acides, prédominent; comme tous ceux qui contiennent beaucoup de principes stimulants, doivent être proscrits du régime des individus affectés de névroses gastro-intestinales. C'est entre ces deux classes alimentaires qu'il faut choisir la nourriture convenable ;

elle doit être composée de substances qui nourrissent sans irriter et sans affaiblir les organes digestifs, et qui soient en même temps de facile digestion.

Parmi ces substances, il y a encore une distinction à faire : les unes conviennent spécialement dans les cas de gastro-entéralgie par éréthisme, aux personnes d'un tempérament irritable, d'une organisation musculaire sèche ; ces substances sont les bouillons de poulet et de bœuf, trempés avec le pain de gruau, la biscote de Bruxelles, le riz et la farine de blé ou de maïs cuite.

Les potages au maigre conviennent aussi si l'on a la précaution d'en relever la fadeur ordinaire avec le sucre et les jaunes d'œuf ; ces deux adjuvants sont essentiels. Le sucre surtout est le véritable ami des nerfs, c'est un moyen précieux dans un grand nombre de névroses gastriques ; pris avec mesure, il facilite la digestion et fait passer plusieurs aliments qui ne réussiraient sans être sucrés. Un gastralgique rendait l'eau pure un quart d'heure après l'avoir prise, tandis qu'il ne rendait l'eau sucrée qu'une heure après, et ce qui est digne de remarque, c'est que cette eau n'était plus sucrée quand elle était rendue ; il s'opérait donc une décomposition dans l'estomac.

Les viandes blanches, bouillies, ou mieux rôties, les œufs à la coque ; le poisson léger, tel que *le merlan, la tanche et la sole*, etc., qui réunissent parfaitement cette qualité, méritent d'entrer dans le régime de nos malades (1); les fruits et les légumes abondamment pourvus de matières sucrées et féculentes, ou qui du moins ne renferment que peu d'eau et de mucilage; presque tous les fruits cuits, conviennent dans les névroses gastriques. Parmi les fruits crus, il n'y a que les fraises, l'abricot du plein-vent, les poires, les pêches au sucre ou au vin vieux, et les prunes de *Reine-Claude*, qui se digèrent très bien. Les cerises acides, les pommes, la groseille, la framboise, etc., sont généralement contraires.

Parmi les végétaux on peut prendre la carotte, la betterave, les salsifis, l'asperge, l'artichaut, les haricots verts, la chicorée, la laitue, pourvu qu'ils soient préparés au gras ou au sucre. La pomme de terre nouvelle, les haricots blancs, la fève de marais, les pois, le navet, les concombres, le melon et les choux surtout doivent être rejetés.

Quant aux boissons, les vins blancs produisent toujours de mauvais effets dans les maladies nerveuses en général et dans celles des voies digestives en particulier. Dans les pays où l'on en fait un usage habituel, et où il s'en consomme copieusement, l'on a observé que la tête de ces individus tremble de bonne heure, surtout chez les femmes, naturellement plus nerveuses

(1) Les poissons gras et huileux, tels que le maquereau, l'anguille, le saumon, et ceux qui sont très-aqueux, comme les limandes, l'éperlan, regardés à tort comme légers, pèsent sur l'estomac ; les huitres passent mal aussi quelquefois.

que les hommes. Les vins rouges du midi, riches en principes alcooliques, excitent aussi trop l'estomac; la bierre, et l'eau pure ne l'excitent pas assez, et le remplissent de vents ; le cidre, comme je l'ai déjà dit, l'excite par son acidité: les vins de Bordeaux et de Bourgogne sont les meilleurs; ils doivent être vieux et trempés d'eau ; ainsi préparés et même sucrés au besoin, ils sont salutaires.

Un auteur prétend que le vin est nuisible ; sur cette assertion, un gastro-entéralgique se mit à l'usage de l'eau et il en éprouva des incommodités, dont il rejeta la cause sur le changement de régime ; il insista néanmoins pendant deux mois. Cependant, voyant qu'il s'affaiblissait, qu'il ne digérait plus qu'avec peine, que son estomac ne demandait plus rien, il abandonna l'eau pour se remettre au vin; trois semaines après il se trouvait au même point où il était lorsqu'il l'avait quitté. Toutefois, si le vin n'est pas supporté, comme cela arrive quelquefois, l'eau sucrée, ou non, est la boisson la plus convenable : mais une boisson légèrement amère, telle que la camomille romaine, réussit à certains sujets, l'eau ferrugineuse à d'autres, etc.

Les substances alimentaires fortes doivent être réservées pour les sujets d'une constitution lymphatique, apathique, à fibres lâches et molles, et pour les atonies nerveuses des organes de la digestion; les plus précieuses en pareil cas sont les consommés, l'osmazome, les viandes de mouton et de bœuf rôties, le gibier non faisandé, les légumes au jus, le vin moins étendu d'eau que nous ne l'avons conseillé un peu plus haut, enfin, toutes celles qui fortifient plus que les précédentes. Dans les cas très nombreux, où il est impossible de s'assurer s'il y a éréthisme ou atonie, et où l'on ne voit que la mobilité et l'aberration de la sensibilité, il convient de commencer le traitement par les aliments les plus doux, et de passer ensuite peu à peu au régime décidément tonique.

Cette méthode progressive est nécessaire, dans plusieurs circonstances où la débilité du système nerveux est certaine, notamment après l'abus des sangsues et des mucilagineux ; par la raison que cette faiblesse est accompagnée d'une si grande susceptibilité de l'estomac, que cet organe ne peut s'habituer que par degrés à la présence des aliments de cette nature. Enfin, il convient de ne pas passer d'un extrême à l'autre, jusqu'à surcharger l'estomac d'une nourriture indigeste ou trop fortifiante. La méthode trop débilitante conduit les malades par degrés à l'inanition et à la mort ; l'alimentation trop fortifiante tient les malades dans un état de surexcitation que l'on peut prendre pour le rétablissement de la santé, mais qui en réalité menace d'une rechute prochaine ou d'une aggravation dans la maladie.

Nous venons d'établir les règles générales du régime; mais nous devons faire observer qu'on rencontre beaucoup d'exceptions à faire, eu égard aux idiosyncrasies des malades. On sait que rien n'est absolu en médecine, et que tout y est relatif, surtout dans les névroses : les mathématiques ne sont pas applicables à cette science de faits contingents. Ce qui conviendra parfaitement à une personne sera souvent nuisible à une autre, bien qu'elles aient toutes deux la même affection nerveuse. On voit même des bizarreries difficiles à comprendre. *Barras* cite une dame gastralgique qui vomissait toute espèce de soupe et digérait parfaitement bien de la croûte de pâté. Un auteur allemand parle d'une dame atteinte de gastralgie qui ne pouvait digérer que du lard, dont elle se nourrissait exclusivement, et, au moyen de cette nourriture, la guérison s'opéra complétement au bout de six semaines. Un homme qui avait de violentes douleurs d'estomac mangeait sans aucun inconvénient du fromage d'Italie, dit vulgairement fromage de cochon, tandis qu'il avait de la peine à supporter des aliments très doux et réputés vulgairement de facile digestion.

Le lait, utile à certains individus, nuit au plus grand nombre dans les névroses gastro-entériques. On doit même l'exclure complétement, lui et toutes les préparations qui en résultent, du régime des gastro-entéralgiques. Quand cet aliment est favorable, il agit en calmant les douleurs, et c'est probablement lorsqu'il y a éréthisme de la muqueuse; mais il ne procure jamais une guérison solide. Selon un auteur, le lait mérite encore le reproche de produire la tristesse ; et ce reproche est d'autant plus grave que les gastralgiques ont déjà, par la nature de leur maladie, une plus grande propension à la mélancolie. Cet auteur dit qu'il pourrait citer plusieurs exemples de personnes qui, s'étant mises à l'usage du lait pour toute nourriture, à l'effet de se débarrasser d'une affection dartreuse, perdaient leur gaîté au point que rien ne les amusait, qu'elles étaient très disposées à verser des larmes.

Enfin, il y a des gastralgiques qui guérissent en buvant à la glace et en mangeant froids tous les aliments qui en sont susceptibles, lorsque d'autres se trouvent bien de boire et de manger à la température ordinaire : il y en a aussi qui se trouvent soulagés en prenant les aliments et les boissons plus chauds que de coutume. Il y en a d'autres chez lesquels il convient de les faire prendre tièdes dans le temps des douleurs, et froids pendant l'intervalle des accès, tandis que le contraire a lieu chez d'autres. Il résulte de toutes ces anomalies qu'il y a des circonstances où les névralgiques doivent étudier leur estomac, et prendre les aliments qui passent le mieux, comme je l'ai déjà dit plus haut, sans s'astreindre aux préceptes généraux de la diététique.

Le goût et aussi les caprices du malade doivent être pris en considération par le médecin qui dirige le traitement ; et pourvu que son avidité ne se porte pas sur des aliments très-nuisibles, il n'y a pas d'inconvénients à adhérer à ses désirs; car loin de s'en trouver mal, les aliments appétés avec ardeur, quoique difficiles à digérer de leur nature, passent ordinairement bien mieux que des aliments plus légers, mais qui seraient pris sans goût, ou même avec répugnance. L'essentiel est que le malade mange avec plaisir ; car s'il craint que telles ou telles substances alimentaires lui fassent du mal, il doit s'en priver ; l'idée qu'il ne les digérera pas, peut aller jusqu'à en troubler effectivement la digestion. Si l'on voulait que cette fonction se fît bien, il faudrait ne pas y faire attention ; car il y a des personnes d'une impressionnabilité tellement malheureuse, qu'elles sont toujours à s'écouter, et qui à force de s'épier elle-mêmes, ont peur de tout : elles ne peuvent pas s'empêcher de faire attention au travail de toutes leurs fonctions naturelles dépendantes de la vie organique ; il leur semble que leur imagination aide à l'achèvement de ces fonctions. Or, c'est le contraire, parce que l'imagination est toujours sous l'influence d'une appréhension perpétuelle, et, j'ose le dire, la guérison de la gastro-entéralgie sera retardée, empêchée même tant que l'imagination du malade restera fixée sur le travail de son estomac.

Si j'ai insisté sur le régime qui convient aux gastralgiques, c'est parce qu'il forme une partie très importante du traitement, et ce que nous disons là est si exact, que ceux qui ne veulent ou ne peuvent pas se conformer à ces lois guérissent difficilement, ou ne guérissent même pas. Voici comment il faut comprendre ces paroles : nous avons cru devoir nous appesantir sur cet objet, parce que les malades qui ont faim et qui n'osent pas manger de peur d'éveiller leurs souffrances gastralgiques, sont dans une anxiété continuelle fort pénible, et ces craintes chimériques se sont tellement répandues, dit Barras dans son ouvrage, qu'on rendrait un véritable service à l'humanité, si l'on pouvait parvenir à les déraciner de l'esprit d'une foule de gens ; nous sommes entièrement du même avis.

Voici à ce propos un exemple, rapporté par le médecin que nous venons de citer, du mauvais effet que produit l'abstention des aliments lorsqu'il n'y a pas d'inconvénient à manger. Un homme âgé de 35 ans, grand et mince, d'une constitution nerveuse et d'un caractère irascible, serrurier aux environs de Paris, eut de vives contrariétés et plusieurs accès de colère. S'étant mouillé les pieds, il fut pris peu de de jours après, non pas d'une véritable douleur, mais la sensation d'un poids énorme à la région épigastrique ; ses digestions devinrent longues et laborieuses ; il éprouva une flatulence considérable et des étouffements rapprochés. Une de ses sœurs étant morte de phthisie pulmonaire, il pensa tout de suite qu'il en était attaqué et se regarda comme perdu. Le médecin qui fut appelé pour lui donner ses soins chercha à le rassurer sur ce point important ; mais il lui dit en même temps qu'il avait une gastrite chronique ; le médecin ordonna 15 sangsues sur la région épigastrique, les boissons mucilagineuses, le lait et les soupes maigres pour toute nourriture. Les digestions et les étouffements furent encore plus pénibles, les forces et l'embonpoint disparurent rapidement, le moral s'affecta à un tel degré, que le malade se persuada que les aliments ne lui passaient plus ; dès lors il n'osa plus en prendre.

Un autre médecin crut aussi à l'existence de la gastrite ; il prescrivit une nouvelle application de 15 sangsues à la région épigastrique, approuva la diète, insista sur la continuation des moyens antiphlogistiques, et recommanda au malade de garder la chambre. Malgré cette recommandation, le malade alla consulter le docteur Barras. Quoiqu'il n'y eût qu'un mois que le malade eût commencé, la maigreur approchait de l'état de marasme, et la faiblesse était si grande qu'il ne pouvait monter les marches de l'escalier qu'avec beaucoup de peine ; en arrivant dans le cabinet du docteur, il se trouva tellement étouffé que la voix lui manqua. C'était donc toujours de violentes oppressions, des anxiétés épigastriques et des éructations continuelles ; le malade ne prenait que des tisanes mucilagineuses qui augmentaient encore ces accidents ; ajoutez à cela qu'il ne pouvait digérer aucun aliment ; cependant il n'avait jamais vomi ; la pression sur la région épigastrique et la percussion du thorax n'indiquaient rien d'extraordinaire. La langue était humide et d'un rose pâle dans toute son étendue, l'appétit léger, la soif nulle, le sommeil bon, la peau fraîche, le pouls faible et lent, l'urine claire et abondante, mais il n'y avait pas de selles.

Cette situation annonçait une gastralgie hypocondriaque des mieux caractérisées ; les étouffements étaient dus à des spasmes de la poitrine, et probablement aussi à la grande quantité de gaz qui distendait continuellement l'estomac et les intestins. Toute l'indication consistait à nourrir le malade et à tranquilliser son esprit ; en effet, Barras ayant insisté dans sa consultation sur la nécessité qu'il y avait de bien entretenir l'estomac d'aliments substantiels, le malade sortit assez convaincu pour aller faire un repas dans le premier restaurant qu'il trouva sur sa route. Or de ce repas pris avec confiance, il ne résulta que du bien, comme le malade vint s'en féliciter le lendemain auprès du médecin.

Voilà certes les inconvénients de cette faim systématiques que les sujet affectés de névroses gastriques observent sur l'indication des physiologistes ; mais si nous disons avec Barras qu'il est bon de satisfaire cette faim et même de faire quelque violence à l'estomac débilité dans ces cas, nous ne professons pas avec Barras qu'il suffise de nourrir le malade et de tranquilliser son esprit, pour venir à bout de la maladie ; nous pensons toujours que concurremment au régime nutritif, il faut appliquer la médication fondée sur l'emploi de l'opium et de ses préparations diverses. De bons repas et notre potion, voilà le traitement que nous eussions appliqué au client de notre confrère, et nous n'aurions pas craint les rechutes, comme il en dut arriver au premier écart ou à la première imprudence.

Oui, il importe que nous le répétions d'une manière formelle, le régime alimentaire que Barras ordonnait aux gastralgiques est le régime que nous emploirions, le cas échéant de traiter comme lui des victimes délaissées de la thérapeutique débilitante ; c'est le régime que nous mettrions en œuvre, si nous nous trouvions en face de ces organismes ruinés par la souffrance, la diète et les spoliations sanguines, si nous avions à gouverner des malades dont l'affection se fût gravement compliquée des désordres qu'engendre la médication antiphlogistique enfin; mais nous aimons toujours à nous figurer ce qu'eût fait Barras s'il se fût trouvé à notre place, c'est-à-dire si au lieu de sujets qui avaient payé un si funeste tribut à la médecine, en particulier aux systèmes modernes, s'il eût rencontré comme nous des malades qui n'avaient rien fait contre une affection réputée incurable, mais peu dangereuse, offrant, en un mot, des névroses vierges de tout traitement et sur des individus dont l'organisme le plus souvent ne portait aucune des traces du marasme et de l'appauvrissement général de l'économie. Nous aimons à le croire, et il est impossible qu'il en eût été autrement, Barras aurait cherché un remède et non pas un aliment. Or, c'est ce que nous fîmes et nous n'avions pas autre chose à faire. Voilà ce qui explique pourquoi le régime tient si peu de place dans nos observations ; d'ailleurs, notre médication n'en exigeait pas.

Je sais qu'à la rigueur, on pourrait nous reprocher d'avoir été injuste et exagéré à l'égard de notre prédécesseur, lorsque nous disons qu'il ne reconnaissait que le régime pour tout traitement, et l'on nous rappellerait les emplâtres de thériaque, quelques toniques, l'exercice, le séjour à la campagne, les préparations d'opium même. Mais nous répondons à ces reproches par des citations : Barras peut avoir fait dans les commencements quelques ordonnances ou formules médicinales ; mais aucune dans une intention arrêtée ; aucune substance, en effet, n'est signalée dans l'ouvrage de ce médecin à titre de médicament spécial de la gastralgie, et enfin, si nous suivons ce savant praticien jusqu'au bout de sa carrière, nous le voyons dans le deuxième volume nier la médication thérapeutique pour n'affirmer que le régime en dehors duquel la médecine n'a rien à faire contre les névroses. Enfin lisez les deux chapitres p. 317 et 332 de son deuxième volume, qui résument toute la pensée pratique de Barras et qui ont pour titre INUTILITÉ DES MEDICAMENTS, INCONVÉNIENTS DES MEDICATIONS.

CHAPITRE SIXIÈME.

MOYENS HYGIÉNIQUES.

Les moyens hygiéniques peuvent être d'un grand secours dans les névroses des voies digestives. Les malades, comme dans les cas de la plupart des maladies, doivent, autant que possible, habiter dans des lieux salubres, où règne d'habitude un bon air, plutôt sec qu'humide; le froid, surtout le froid humide, les vents du sud trop chauds, les vents du nord, de nord-ouest sont très contraires dans ces maladies, la grande chaleur l'est également; l'habitation dans les grandes villes, surtout dans les quartiers populeux et resserrés dans les appartements exposés au nord, et qui n'ont pas assez d'air, toutes les mauvaises exhalaisons, sont nuisibles aux gastralgiques, et sont propres à faire développer ces maladies, si elles n'existent pas déjà.

Certains climats, tels que les côtes maritimes de la Normandie et de la Bretagne, entretiennent et favorisent le développement de ces affections nerveuses; les côtes de l'Ecosse et même de toute l'Angleterre et de l'Irlande sont dans le même cas.

Ces pays sont la patrie du *spleen*, l'affection que je

considère comme étant de la même nature que les gastro-entéralgies hypocondriaques; j'en dirai autant des climats du nord, tels que la Suède, la Norwège. Ajoutons à ces circonstances l'oisiveté, l'habitude d'une vie molle, l'ennui, les chagrins et autres misères humaines, et nous aurons le complément de la plupart des causes de ces affections nerveuses. Il faut donc les éviter, autant que possible, pour ne pas avoir à souffrir, quelquefois toute sa vie, des névroses dont nous nous occupons.

Les climats que nous venons de citer ne sont pas les seules causes des gastralgies; il s'en déclare aussi parmi les gens de fatigue de la campagne, et qui vivent au milieu d'un bon air.

MOYENS MORAUX; TRAVAIL GYMNASTIQUE, AIR DE LA CAMPAGNE.

Barras dit : «Le traitement des névroses gastriques se » réduit aux trois indications suivantes : 1° détourner » l'attention du malade de son estomac ; 2° tranquilliser son esprit; 3° détruire la cause morale qui a » déterminé la maladie. Mais l'accomplissement de » l'une de ces trois indications est d'une telle nécessité que le succès en dépend ; car aussi longtemps » que l'imagination du malade sera tendue sur ses » organes digestifs, qu'il conservera de l'inquiétude » sur son état, et que le chagrin, par exemple, qui a

» occasionné la gastralgie, subsistera, ni le régime, » ni les médicaments les mieux indiqués ne condui- » ront à une guérison solide; les symptômes pourront » se calmer pendant quelque temps, et même à plu- » sieurs reprises différentes ; il est possible que les » améliorations se manifestent, mais elles ne sont » qu'éphémères ; la cure radicale n'aura pas lieu ; il » surviendra des rechutes ; la plus légère cause rap- » pellera la maladie. »

Dans ces assertions du docteur Barras, il y a du vrai ; mais il y a beaucoup d'erreur, il nous semble. Nous sommes fâché de voir que cet auteur, presque toujours judicieux dans le reste de son grand ouvrage, où la patience et l'érudition, sont dignes des auteurs de la Germanie, qui du reste était sa patrie, nous sommes, dis-je, fâché qu'il avance cette opinion : détourner l'attention du malade de son estomac, dit-il ; tranquilliser son esprit, détruire la cause morale qui a déterminé la maladie; mais, ajoute-il, l'accomplissement de l'une de ces trois indications est d'une telle nécessité que le succès en dépend. On dirait, à l'en croire, que le détournement de l'attention du malade de ses souffrances dépende de sa volonté, ainsi que de tranquilliser son esprit. Malheureusement il n'en est que fort rarement ainsi ; nous savons bien que la confiance que le malade peut avoir en son médecin lui donnera de l'espoir ; mais s'il souffre beaucoup et qu'il s'en tourmente, vainement vous cher-

cherez à distraire sa pensée, vous n'y réussirez pas.

Barras ajoute que sans cette condition, il n'y a point de guérison ; cela est inexact ; nous sommes encore une fois fâché de le dire : si la maladie est susceptible de guérison, administrons les moyens propres à l'opérer, et nous verrons qu'au fur et à mesure de cette administration, les malades se trouveront soulagés, par suite leur état moral sera modifié et se prêtera mieux à l'obéissance nécessaire de la raison et de la médecine. Or, ce sera pourtant le remède convenable ou le moyen propre qui aura guéri le physique et le moral ; et probablement celui-ci par celui-là.

Barras insinue encore que c'est la cause morale qui a déterminé la maladie ; mais cette assertion nous paraît encore plus inexacte, plus singulière que les deux précédentes ; car la plupart des gastralgies n'ont pas leur source dans une ou plusieurs causes morales ; elles sont le résultat de la disposition idiosyncrasique de chaque individu qui en est atteint, ou d'une disposition héréditaire, ou accidentelle, ou enfin, de l'influence de certains climats que nous avons déjà signalés. Il est tellement inexact de faire dériver les névroses des voies digestives, uniquement du moral, que dans la plupart des cas, elles atteignent des individus qui n'ont jamais eu de peines morales. Les névroses se développent le plus souvent à l'âge de puberté, comme nous l'avons observé chez presque toutes les femmes gastralgiques que nous avons soignées, surtout en Normandie.

Nous ne disconvenons pas qu'un bon nombre de gastralgies ne soient occasionnées par les peines morales ; mais nous nous refusons à croire qu'il soit possible de détruire toutes les peines morales avant d'entreprendre le traitement de la maladie ; car, remédiera-t-on à ces pertes irréparables que des personnes et des familles entières font tous les jours, et qui leur occasionnent des chagrins éternels ? non sans doute ; ces chagrins provoquent souvent des névroses ; mais une bonne médication aidant le temps qui détruit les soucis, il sera possible de guérir ces affections ; et il serait désolant qu'il n'en fût pas ainsi.

Barras a donc été trop absolu en avançant que les névroses de l'estomac ne pouvaient jamais guérir, si l'on ne détruisait d'abord les causes morales qui déterminent ou qui accompagnent ces maladies. Sans doute il faut s'occuper du moral comme du physique dans le traitement des maladies, surtout des névroses; mais n'ayons pas la faiblesse de croire que dans les cas où le moral est affecté, il n'y a pas de guérison, s'il n'est pas possible d'en détruire la cause morale avant tout. L'état moral n'est pas toujours le principe, c'est le plus souvent la conséquence de l'état organique, et la reconnaissance de ce fait est la règle de conduite qui doit guider et éclairer le praticien dans les soins qu'il est appelé à donner tous les jours aux névralgiques.

Le moyen rationnel d'empêcher le malade de penser continuellement à son estomac et de scruter minutieusement ses fonctions digestives, consiste à diriger son attention vers d'autres objets par les révulsifs moraux, les distractions de toute espèce; ainsi les lectures amusantes, et qui n'exigent aucune attention ; les sociétés agréables et composées de personnes avec lesquelles le malade ait du plaisir à se trouver ; les conversations sur des objets d'intérêt public ou particulier, sur les sciences et les arts, seront toujours salutaires ; on recommande enfin les bals, les concerts et les spectacles. C'est ainsi que raisonne encore le docteur Barras, et il semblerait, à l'en croire, qu'il n'y ait que des gens riches, et des personnes qui fréquentent ce qu'on appelle la bonne société, qui soient atteints de névroses gastriques ; mais il n'en est pas ainsi, tant s'en faut ; nous sommes là pour en témoigner par notre pratique ; il y a des braves gens qui ne connaissent ni les sciences ni les belles sociétés, ni les concerts, ni les spectacles, et qui cependant sont atteints de gastralgie ou de quelque autre variété de névralgie ; or, pour Barras, ce nous semble, il ne doit pas être question de cette classe de malades. C'est le défaut de beaucoup de médecins, d'affecter de ne parler que de cette classe aristocratique, qui peut choisir à souhait dans le champ du luxe et de la dépense en tout genre. Ce n'est pas qu'ils ne soient plus souvent appelés par des gens peu aisés ; mais il leur semble que, quand on fait un livre, on n'y doit parler que pour ceux qui peuvent faire les frais de ce régime, de cette hygiène et de ces plaisirs dispendieux et rares qu'il leur faudrait à eux-mêmes s'ils étaient malades. Quand donc la médecine et les médecins descendront-ils de ces hauteurs où le commun des malades et le plus grand nombre de l'humanité ne peut atteindre? Qu'aurait fait, je suppose, Barras à notre place dans un plateau de la Basse-Normandie, où les névroses semblent indigènes ou endémiques, qu'eût-il fait, disons nous, de ses recommandations qu'il appelle essentielles?

D'ailleurs, voici ce qui advient de ces ordonnances par trop distinguées et par trop élevées au-dessus de la populace, c'est que les riches pour qui elles sont exclusivement faites n'en profitent pas, blasés qu'ils sont sur toutes les distractions qu'on leur indique. Puis allez dire à cette femme éplorée, à cette mère en pleurs, que si, elle veut guérir elle doit aller aux concerts, aux spectaces, aux promenades, au milieu de monde réuni et joyeux qu'elle évite par goût, par raison et par convenance; vous parlerez en vain pour ne rien dire de plus fort, et votre traitement est définitivement illusoire, il n'est ni pour le riche que vous avez eu en vue ni pour le pauvre travailleur auquel vous n'avez point pensé. Demandez à cet individu gastralgique qui vient de perdre une belle fortune, qui l'avait fait jouir jusque là des plaisirs de la vie, et auquel il ne reste absolument aucune ressource pour vivre, s'il veut aller, d'abord sans en avoir les moyens, se distraire à ces sociétés, à ces amusements si bien imaginés, dont il vient d'être parlé? Cet individu, vous lui conseillez l'impossible, et vous lui rappelez toutes ses infortunes; proposez les mêmes choses à tous les malheureux, et vous obtiendrez les mêmes résultats. Ne dites donc pas qu'on ne peut obtenir la guérison des gastro-entéralgies, accompagnées ou produites par des affections morales, qu'au préalable, on n'ait éloigné les causes morales de ces affections; car il est rare qu'il en puisse être ainsi. En résumé, le médecin prévoyant ce qui est impossible ou difficile dans la pratique, s'il ne s'abstient pas de ces conseils que les dix-neuf vingtièmes des malades ne peuvent exécuter, devrait au moins en indiquer d'autres dont la généralité des patients pussent faire leur profit. Il n'y a pas que des riches qui soient névralgiques; il y en a en masse dans les classes pauvres, et il est inhumain ou inconsidéré de les abandonner, en ne désignant aucune médication dont il leur soit possible de faire usage. Puis enfin, c'est tromper les jeunes médecins que l'on veut instruire, que de leur dire qu'il n'y a d'autres ressources contre les névroses gastriques, que la bonne chère, les plaisirs coûteux, les voyagee d'agréments et les eaux minérales lointaines, etc.; il y a, grâce Dieu, une thérapeutique à la fois plus vraie et plus à la portée de tous, c'est celle que nous venons recommander aux médecins et aux malades; on s'en trouvera bien des deux parts.

Les moyens moraux sont bons; les distractions intellectuelles sont vraies; mais elles ne sont pour nous que l'accessoire. L'essentiel est toujours l'emploi des aromatiques et des opiacés,conjointement avec ce que l'on pourra procurer aux névralgiques en fait d'hygiène et de régime. Mais dans l'impossibilité de donner aucun de ces accessoires, que l'on tente toujours notre Potion, et l'on verra peut-être au bout de peu de jours qu'elle dispense de tout le reste : laissons, dis-je, au temps le soin de guérir le moral: ce qui s'effectuera à mesure que les moyens thérapeutiques opéreront, et répétons ici ce qu'a dit l'illustre Bichat : il n'y a pas de douleurs éternelles !

Quoi qu'il en soit cependant, il est des cas où il importe beaucoup de tenir compte des idées des névralgiques, et surtout des hypocondriaques. Il en est en effet qui sont dans une erreur préjudiciable aux soins qu'on voudrait,et qu'on devrait leur assigner : ainsi il y a bien des malades qui se croient, sur ouï dire, atteints de gastro-entérite, tandis qu'ils ont une gastralgie ou une gastro-entéralgie. Il importe au médecin de les détromper; sans quoi, loin d'obtenir leur guérison, on les verrait arriver à l'état le plus dangereux, comme Barras l'a observé chez tous ou presque tous les gastralgiques que des médecins physiologistes avaient traités avant lui pour des gastrites chroniques. Si ces malades persistent dans leur erreur, il faut les attaquer par des raisonnements énergiques, leur citer des cas où cette même erreur a été déplorable ; nous en avons rapporté quelques exemples, et nous en avons négligé un grand nombre d'autres que nous aurions pu citer, si nous n'avions craint les répétitions qui fatiguent le lecteur.

Il faut empêcher les malades hypocondriaques, autant que possible, de lire des ouvrages de médecine; ils croient avoir toutes les maladies dont ils lisent les descriptions; leur imagination s'exalte, ce qui aggrave ou pour le moins entretient leur affection hypocondriaque. Presque tous les individus atteints d'une névrose des voies digestives, surtout si c'est d'hypocondrie, sont plus ou moins inquiets, tourmentés même; il faut sympathiser avec leurs maux, cela les soulage, tout en leur donnant l'espoir de guérir. Par ce moyen on s'empare de leur esprit, leur confiance; se gagne, quelque soulagement en résulte et prépare la guérison par l'espoir d'un prochain rétablissement, et par l'effet de notre médication.

S'il s'agit de combattre des passions déréglées, des mouvements fougueux de l'âme, c'est en s'armant d'une forte détermination, en leur opposant du courage et la ferme volonté de les soumettre, que l'on parvient souvent à s'en rendre maître. Dans tous les cas, on doit recommander à ces malades de contracter l'habitude de maitrîser autant que possible leurs passions, de ne pas s'asservir à leurs sens, et de s'appliquer surtout à ne connaître que la raison pour mobile de leurs discours et de leur conduite. Voilà ce que nous avons fait dans notre longue pratique; mais rejetons à jamais les procédés purement moraux et intellectuels, ils ne nous ont pas dispensé d'administrer l'opium sous une forme ou sous une autre, et l'amélioration, la plupart du temps, selon nous, n'a été que le fait successif de l'application thérapeutique; et pourtant nous devons à nos principes philosophiques de dire ici que notre doctrine médicale est vitaliste.

TRAVAIL. Un travail pénible et fatiguant est capable de faire développer et entretenir les gastro-entéralgies ; au contraire un travail doux et moderé, corporel ou mental, suivant la profession qu'on exerce, peut préserver de ces affections nerveuses, contribuer à les guérir quand elles sont déclarées. Les occupations auxquels on est accoutumé constituent en effet l'un des meilleurs moyens, l'une des plus puissantes distractions que l'on puisse opposer aux peines morales, à la fougue des passions, et aux craintes chimériques sur sa santé. « Barras dit : « Une douloureuse expérience m'a appris que les personnes affligées d'un profond chagrin trouvaient dans le travail, secondé par le *temps*, des consolations qu'on chercherait vainement ailleurs ; que les hypocondriaques se gardent donc bien de suspendre leurs travaux habituels, à moins que la névrose dont ils sont affectés ne dépende évidemment de l'excès de ces travaux ; encore ne doivent-ils pas les interrompre tout-à-fait, seulement s'y livrer avec plus de mesure ou les remplacer par d'autres. Ainsi, le commerçant fera bien de s'adonner à des spéculations qui le distraient sans le fatiguer, et le médecin se trouvera infiniment mieux de traiter quelques malades que de s'adonner à un désœuvrement complet. »

En effet, en éloignant les pensées de l'hypocondriaque des objets qui l'affligent et l'absorbent, pour les fixer sur ceux auxquels il s'applique, on contribuera puissamment à guérir sa maladie, tandis que l'oisiveté n'est propre qu'à entretenir et à aggraver les névroses des voies gastriques.

GYMNASTIQUE.

Ce qui vient d'être dit sur le Travail s'applique aussi à la Gymnastique. Autant l'exercice excessif est nuisible aux hypocondriaques, autant un exercice modéré leur est salutaire. La fatigue que l'on ressent dans les membres à la suite d'une marche ou d'un exercice forcé se fait sentir dans le canal digestif à l'instar des excitants extérieurs, et aggrave la névrose dont il est le siége. D'un autre côté, en énervant les sujets, et en affaiblissant tous les systèmes organiques, l'inaction est suffisante pour faire naître cette atonie et la susceptibilité nerveuse qui en résulte forme le caractère de l'hypocondrie. L'exercice modéré réunit de grands avantages ; il favorise toutes les excrétions, fait oublier les choses qui fatiguent la pensée, fortifie le système nerveux et fait répandre dans toutes les parties du corps la sensibilité extraordinaire concentrée sur les organes digestifs.

Celse a dit : « Celui qui souffre de l'estomac doit lire à haute voix, se promener après la lecture; puis jouer à la balle, faire des armes ou se livrer à quelqu'autre exercice des parties supérieures (1) ». Un autre auteur ancien conseille aux hypocondriaques le genre de mouvement auquel ils prenaient le plus de plaisir avant leur maladie, ou celui qui les récrée le mieux depuis qu'ils sont malades. Mais au milieu des moyens recommandés par les médecins, l'essentiel est de faire en sorte de fixer ces malades et de les faire arrêter sur ce qui peut convenir le mieux à leur état. On oublie toujours que les gastralgiques, et en particulier les hypocondriaques, sont nerveux, mobiles, impatients, changeants et irascibles, et que s'ils écoutent les avis des médecins, ils ne les exécutent pas toujours, et préfèrent souvent ceux de personnes étrangères à la médecine.

Parmi les individus affectés de gastralgie ou de toute autre variété de névrose des voies digestives, il y en a qui sont très agités, qui ont de la peine à rester en place; mais le contraire a lieu chez le plus grand nombre : ils sont paresseux à l'excès, nonchalants, apathiques et casaniers; ils ne peuvent se décider à sortir de leur chambre. Quand on les engage à faire de l'exercice, ils trouvent mille raisons pour qu'on les laisse dans le repos : l'un prétendant qu'il est trop fai-

(1) Il serait impossible à beaucoup de malades de ce genre de suivre le conseil de Celse.

ble pour supporter la marche ; l'autre qu'il ne peut faire quelques pas sans souffrir ; un troisième dit que le grand air l'étouffe, etc.

Si on écoute ces prétextes, l'énervation frappe tellement le corps, qu'il est ensuite très difficile de remédier aux accidens de la maladie qui en résultent.

Quoi qu'il en soit, il faut que les malades se tiennent à l'abri des causes qui peuvent les augmenter, et surtout des intempéries de l'atmosphère, des secousses et des impressions trop vives ; mais quand les attaques sont bientôt terminées, qu'elles sont devenues plus rares, et que l'éréthisme nerveux est calmé, ils doivent s'aider des règles prescrites, s'exposer au grand air et aux rayons du soleil, faire des promenades, en voiture ou à cheval s'il est possible, ou à pied ; se livrer enfin à quelque exercice ou à une distraction. A l'aide de ces moyens, tout le corps se fortifie; cette disposition vicieuse disparaît ainsi, et l'extrême sensibilité s'amende en proportion. Si un grand nombre de névralgiques consentaient à surmonter leur mollesse accoutumée, et avaient le courage de se lever de dessus leur canapé, de dépasser le seuil de leur porte et de se livrer à un petit exercice, ils souffriraient moins de leurs affections nerveuses.

Il faut renoncer au régime du lait et à tout ce qui est débilitant si l'on veut obtenir quelques succès. Cependant, s'il y avait de l'éréthisme et de la soif, on devrait faire usage de quelque boisson douce, du bouillon de poulet, de quelques aliments légers, tels que les œufs à la coque, le poisson, la bouillie avec la farine de blé ou de maïs, quelques fruits cuits au sucre, un peu de viande de volaille et du bon pain. Il y a des médecins qui n'ont pas bien approfondi l'étude des affections nerveuses des voies digestives, ou qui sont plus ou moins exclusifs, qui prétendent que l'air sain est un préservatif de ces maladies : ils ont raison pour un bon nombre d'individus, mais ils se trompent pour beaucoup d'autres. Que de villageois en effet sont atteints des névroses dont nous parlons, et cela sans avoir des passions ardentes, des chagrins profonds ou des émotions vives !

La conclusion naturelle de ce chapitre, le lecteur l'aura tirée lui-même. Nous avons traité de l'*hygiène* comme nous avons traité du *régime*, parce que lorsqu'on fait un livre pour la science pratique, il faut être complet et parler avec étendue des choses qui ne jouent cependant à nos yeux qu'un rôle fort secondaire. Barras a fait un ouvrage où la thérapeutique spéciale des gastralgies et des entéralgies se réduit au régime et à l'hygiène. Nous sommes d'une opinion différente : sans être exclusif touchant les moyens recommandés par ce regrettable confrère, nous ne pouvons nous décider à leur donner l'importance curative qu'il leur a reconnue. Ce sont des adjuvants, et rien de plus, que fournissent selon nous l'alimentation et les circonstances hygiéniques. C'est bon pour aider la médication, c'est bon pour complter le traitement, c'est bon pour opérer la convalescence, mais il faut que la maladie soit atteinte, conjurée et guérie par la pharmacologie. Les névroses gastriques et hypocondriaques ne cèdent qu'au médicament proprement dit et jamais au régime et à l'hygiène seules. Voilà surtout la différence qui existe entre nous et notre confrère, entre notre ouvrage et celui de Barras, qui fit pourtant une révolution dans la science, en attaquant de front dans la pathologie, une doctrine à laquelle il sacrifiait pourtant dans la thérapeutique ; car l'école physiologique comme l'auteur du traité des *gastralgies et des entéralgies*, se rencontrent sur le point capital, c'est que les maladies ne sont que des dérangements organiques, dans le traitement desquels le médicament proprement dit est inutile ou nuisible.

RÉSUMÉ GÉNÉRAL.

Nous croyons avoir démontré par les faits et les citations que dès la plus haute antiquité les médecins ont connu les névroses des voies digestives : Hippocrate, Celse, Galien en ont parlé d'une manière assez positive pour nous faire croire qu'ils avaient étudié ces sortes d'affections. Boerhaave, Dehaen, Schmidtmann, Tissot et autres en ont traité. Cependant tout compte fait, l'érudition signale beaucoup moins d'ouvrages sur les névralgies intestinales que sur toutes les autres maladies. L'époque ou du système de Broussais a été funeste à la connaissance des névroses, et l'on peut dire que jusqu'à Barras, notre contemporain dans la carrière, il n'a pas existé d'ouvrage spécialement consacré à l'étude de ces affections.

Pour avoir une idée juste des maladies nerveuses, et les traiter avec avantage, il est indispensable de les diviser en névroses par *Eréthisme* et en névroses par *Atonie.* Il est encore très nécessaire de se souvenir que l'atonie nerveuse s'accompagne presque toujours, surtout quand elle est produite ou dénaturée par les antiphlogistiques, d'une vive sensibilité, qui lui est inhérente en quelque sorte, et qu'il faut soigneusement distinguer de l'éréthisme, parce que le traitement ne doit pas être le même dans les deux cas. Ces considérations générales appartiennent à toutes les maladies nerveuses, et notamment à celles du canal alimentaire.

Les individus, de tout âge, de tout sexe, de tout tempérament, peuvent être atteints de névroses gastriques ; et ceux qui sont d'une constitution nerveuse, irritable et délicate, ou qui sont issus de parents sujets à ces affections, notamment ceux dont le tube digestif est habituellement ou fréquemment le siége d'une sensibilité particulière, en sont plus souvent attaqués que ceux qui se trouvent autrement constitués ; les lymphatico-nerveux y sont très sujets aussi.

Les médecins doivent faire la plus grande attention à ces prédispositions aux gastro-entéralgies, parce qu'elles font déjà présumer que les maladies des voies intestinales qui attaquent des personnes ainsi disposées, sont nerveuses; de plus parce que les autres affections gastriques dont ils peuvent être atteints sont presque toujours accompagnées de quelques phénomènes nerveux qui ne doivent pas être négligés dans le traitement.

Une attention particulière sur les causes occasionnelles peut conduire à la connaissance des affections nerveuses de l'estomac et des intestins ; et c'est ainsi qu'on pourra acquérir une forte présomption que les maladies de ce viscère sont de nature nerveuse. De même, si elles succèdent à l'influence de l'imagination, comme à une antipathie, à des affections morales vives, à des contentions d'esprit, aux déréglements des passions, à la vie trop sédentaire, à l'abus des antiphlogistiques, ou au moins à une alimentation très débilitante. La présomption est encore plus grande, quand des causes de ce genre agissent sur des personnes qui ont déjà éprouvé des maladies de nerfs.

On est fortement induit à penser que les maladies gastriques qui se développent chez des individus prédisposés aux névroses et sujets aux causes déterminantes qui viennent d'être rappelées sont des névralgies de ce viscère. Cette présomption sera d'autant plus forte que les causes se manifesteront par un nombre plus ou moins considérable des symptômes suivants : appétit irrégulier, capricieux, souvent naturel, augmenté, diminué, perverti ; délicatesse extraordinaire du goût et de l'odorat ; langue blanche, large et humide ; salivation souvent abondante et crachotements fréquents ; point de soif, si ce n'est dans quelques circonstances particulières et momentanées, aversion fréquente même pour les liquides ; douleur épigastrique plus ou moins vive, mais moins constante que dans la gastrite, soit aiguë, soit chronique. Cette douleur, au contraire, est rémittente ou affecte une intermittence irrégulière, se renouvelant et s'exaspérant tantôt peu de moments avant les repas, tantôt quelques heures après, ou pendant que la digestion s'opère. N'augmentant presque jamais à la pression, elle diminue même souvent d'intensité par ce fait ; s'irradiant chez beaucoup de malades sur les parois thoraciques, le dos, les bras ou les épaules, parties où la douleur peut être plus aiguë qu'à l'épigastre ; sensations bizarres et fort variées dans l'estomac ou dans le canal intestinal en plusieurs circonstances; battements extraordinaires à la région épigastrique, aux hypocondres, ou dans quelqu'autre partie de l'abdomen ; les digestions souvent longues, pénibles, douloureuses, quelquefois plus promptes et plus faciles qu'en bonne santé, parfois accompagnées de pesanteurs, de malaises, d'anxiétés à la région de l'estomac ; bâillements, nausées, gonflements de l'abdomen, boborygmes, flatuosités, coliques, expulsion d'une plus ou moins grande quantité de gaz par en bas et par en haut; digestion plus difficile des liquides que celle des solides, rejet des liquides plutôt que des solides pris en même temps ; constipation presque habituelle, dévoiement rare; urines limpides, fréquentes, et par conséquent en petite quantité, avec quelquefois un sentiment de brûlure au col de la vessie ou au canal de l'urèthre.

Tel est le cortège des phénomènes qui accompagnent les gastro entéralgies simples et idiopathiques bornées au canal alimentaire. Si ces névroses se prolongent longtemps, elles peuvent se ramifier sympathiquement sur le cerveau, et même sur les autres parties du corps, alors peut-être profondément affectées. L'état morbide appelé l'hypocondrie peut en être le résultat; c'est là, selon nous, le plus haut degré et le cas le plus grave des névroses intestinales.

Tout le monde connaît les accidents symptômatiques de cette cruelle affection. Ce sont d'abord la persuasion et la crainte d'avoir une maladie dangereuse, d'être menacé d'une foule d'autres maux; ce sont des terreurs paniques au plus léger malaise, l'exagération des souffrances; l'empressement et le besoin des malades à les raconter aux autres personnes, et de vouloir en donner l'explication. La crainte de manger est quelquefois extrême; ces malades ont dans ce cas, une attention minutieuse relativement au choix, à la préparation et à la quantité des aliments; l'imagination est constamment tendue vers l'estomac; frayeur lorsqu'il vient quelque trouble dans les digestions. Éloignement pour la société et penchant pour la solitude; tristesse, pleurs et découragement. Ces sensations sont interrompues quelquefois par des moments passagers de gaité et d'espérance; mais bientôt arrivent l'ennui et le dégoût de la vie, qui existe cependant en même temps qu'une grande crainte de mourir; irascibilité, méfiance, humeur chagrine, colère à la plus légère contrariété, ou bien indifférence pour tout, même pour des affaires d'intérêt majeur, et pour des proches parents, mais toujours au fond *égoïsme* et *amour de la vie*. Tel est l'état de ces malades en général.

Il semble aux hypochondriaques qu'ils ressentent tour à tour toutes les sensations pénibles qu'on peut imaginer : pincements, déchirements, brûlures, perforations ; chaleurs passagères à la tête, vertiges, tintements d'oreilles, illusions de toute espèce, dilatation inégale des pupilles, physionomie altérée et inquiète. Sensation d'un corps étranger dans la gorge, spasme dans cette partie, resserrements spasmodiques de la poitrine; palpitations du cœur irrégulières, intermittentes ; battements extraordinaires des carotides irréguliers et bizarres comme tous les autres phénomènes; convulsions locales et instantanées, crampes, soubresauts des tendons, tressaillements des fibres musculaires, semblables à l'effet d'un liquide qui coulerait dans toutes les parties du corps ; sentiment d'un froid glacial qui se porte rapidement dans différentes régions de la surface, et même de l'intérieur.

Le pouls peut varier; mais il est ordinairement naturel, parfois très-lent, quelquefois prompt et fréquent ; plus souvent petit que plein, et quelquefois intermittent. Dans quelques cas rares, mouvements de fièvre passagère, à des époques irrégulières ou très-rapprochées ou très éloignées ; chez d'autres, fièvre intermittente ou continue, notamment lorsque la gastralgie hypocondriaque est compliquée d'une autre maladie. Chez quelques uns, impressionabilité extrême, exaltation des sens, ne pouvant pas supporter le plus léger bruit, la lumière ni les odeurs ; impatiences et agitation continuelles, difficulté de rester en place et de garder le repos ; chez d'autres il y a paresse, nonchalance, apathie et répugnance insurmontable pour toute sorte d'exercice : faiblesse momentanée aux extrémités inférieures, vapeurs, défaillances et syncopes. Le sommeil est tantôt bon, tantôt nul, le plus souvent agité et troublé par des rêves affreux, ou interrompu par des réveils en sursaut.

Au milieu de ces désordres, il y a souvent apparence extérieure d'une bonne santé, un teint normal, des forces et de l'embonpoint; mais dans la généralité des cas que nous avons observés nous avons vu que la pâleur et la maigreur, la traction des traits du visage, l'ensemble du facies, exprimant la tristesse habituelle, sont les signes vulgaires des névralgies gastriques ou entériques.

Ces derniers phénomènes se rencontrent notamment chez ceux qui souffrent d'une manière assez remarquable depuis longtemps,ou qui ont été fatigués, tourmentés par des causes quelconques, soit par un traitement erroné, soit par quelqu'une de ces causes agravantes du mal, telles que les digestions pénibles et l'assimilation difficile des substances alimentaires, soit enfin par le fait concomitant d'une autre maladie qui vienne compliquer la névrose.

Le développement, la marche, la durée, le pronostic, et la terminaison des affections nerveuses des voies digestives, présentent encore beaucoup de particularités qui peuvent également servir à les faire distinguer des autres affections gastro-intestinales. Le début des névroses est rarement très prompt ; dans une foule de cas, au contraire, elles s'établissent lentement, insensiblement. Il est impossible de dire quelle sera leur durée, il n'y a point d'époque évolutive fixe comme dans d'autres affections : les fièvres, les inflammations ont, en général, des périodes plus ou moins bien déterminées; les névroses n'en ont pas.

Je sais que l'on a prétendu qu'il existe des gastralgies qui paraissent et disparaissent en peu de temps; pour moi, je n'en connais pas d'exemples parmi les gastralgies vraiment essentielles. Je conçois le fait pour les névroses acquises ou provenant d'une cause accidentelle; mais pour ce qui est des névroses héréditaires, pour celles qui dépendent des tempéraments nerveux, lymphatiques, ou de ces deux tempéraments réunis je n'en ai jamais vu que de celles qui durent toute la vie, si elles ne sont pas traitées par un moyen médicamenteux. Où est ce moyen ou ce médicament spécifique, me demandera-t-on. Je ne puis à cette question faire d'autre réponse que celle des faits : j'assure que j'ai vu disparaître en peu de temps toutes les gastralgies et entéralgies chroniques ou récentes, idiopathiques, essentielles ou acquises que j'ai traitées par les aromatiques et les opiacés associés ou séparés à l'intérieur ou à l'extérieur, en infusion, en potion ou emplâtres. Ce que j'ai vu, je l'affirme, et là peut-être se trouve la réponse à la question qu'on vient de m'adresser. Je ne tiens ni à la forme pharmaceutique ni au mode d'administration : chaque praticien pourra appliquer notre médication comme il l'entendra. Nous sommes venus recommander les herbes aromatiques en tête desquelles nous plaçons la mélisse officinale, et les préparations d'opium en tête desquelles nous plaçons le sirop d'hydrochlorate de morphine, et à défaut le sirop Diacode...là se résume notre mission.

Barras nous dit dans son ouvrage : « Le pronostic des névroses de l'estomac et des intestins, est généralement favorable. » Cela est très exact : il meurt peu d'individus des névroses de l'estomac et des intestins, et il continue en disant : « car la plupart de ces névroses se terminent par la guérison.» Oui je les ai vues se terminer ainsi : mais à l'aide des moyens curatifs que j'ai employés. Sans moyens convenables ou spéciaux elles s'associent,pour ainsi dire, à l'existence et accompagnent douloureusement les malades à la vieillesse et au tombeau. Barras en a horriblement souffert; s'il avait fait le compte de tout ce qu'il avait pris, de tous les accidents qui purent modifier son existence organique et morale, il aurait vu que la médecine et les médicaments ne furent peut-être pas étrangers à son rétablissement.

Mais puisque ces maladies se terminent si facilement et d'elles-mêmes, demandons à Barras pourquoi sa gastralgie ne se termina pas naturellement. Tant de loyauté et de bonne foi semblent nous prouver qu'il n'a pas bien connu les névroses des voies digestives. Barras a employé des moyens dictés sans doute par le bons sens,mais il n'est nullement entré dans le vrai traitement : il a employé comme par hasard, quelques calmants, mais sans se pénétrer peut-être bien de leur qualité spécifique ; enfin il n'a pas vu les gastralgies primitives, les entéralgies pures, simples ou hypocondriaques sous toutes les formes ; comme nous, il n'a vu que celles qu'un traitement antiphlogistique outré avait dénaturées comme la sienne.

Le régime, selon nous, répétons-le une dernière fois, ne peut que réparer les pertes organiques, relever les forces exténuées, détruire l'effet du traitement antiphlogistique, atténuer ainsi les douleurs névralgiques, mettre le malade a même d'utiliser le traitement médical, voilà tout ce que peut le régime alimentaire et hygiénique.

Quant à guérir la névose dans son essence pathologique, il ne faut que réfléchir un instant pour voir que Barras se faisait une vaine illusion, que nous sommes venus détruire avec la confiance que donne une pratique de quarante ans et le désir d'être utile à nos semblables ; à nos confrères en venant compléter l'œuvre de Barras;aux gastralgiques en leur apportant le remède souverain qu'attend leur maladie.

DEUXIÈME SÉRIE

D'OBSERVATIONS PRATIQUES

DE GASTRALGIE ET D'ENTERALGIE.

Les auteurs qui visent à la partie didactique de l'art de guérir, sont tenus à certaines divisions littéraires, qui ne sont pas toujours favorables à l'exposition méthodique qu'exigerait la science. L'histoire des faits pratiques et le plan théorique que nous avions adopté en commençant, nous faisaient un devoir de dérouler sans interruption, toutes les observations qui venaient à l'appui de nos vues pathologiques et de nos moyens thérapeutiques. Mais lorsque nous en avons eu imprimé une vingtaine de suite, nous avons senti par nous mêmes l'inconvénient qui résultait de tous ces petits tableaux, différant à peine par quelques petites variantes, pour le lecteur que nous voudrions instruire sans fatigue ni ennui, et nous avons pris le parti de diviser en deux séries le nombre de nos observations. La première série nous semble disposer à la connaissance ultérieure de nos développements scientifiques sur les névroses gastriques et entériques; la deuxième série publiée, à la fin du volume, nous semble faite pour servir de complément pratique. Ainsi appuyé de faits positifs et de réalités, s'avance notre théorie médicale sur les affections dont nous portons, qu'on me pardonne cette prétention, la connaissance et le remède dans le monde médical.

PREMIÈRE OBSERVATION.

M. M..., âgé de 38 à 40 ans, doué d'un tempérament nerveux et lymphatique, quoiqu'il parût, par sa figure toujours colorée, d'un tempérament sanguin, d'une constitution en apparence assez forte, d'une taille un peu au-dessous de la moyenne, s'était toujours plaint depuis l'âge de 18 ans à peu près, d'une sensation pénible, et parfois douloureuse de la région épigastrique, de malaises généraux, de brisement musculaire, de digestions pénibles, souvent précipitées, et suivies d'un besoin impérieux de manger, il se donnait souvent beaucoup de mouvement dans la commune, où il visitait les malades par devoir et par charité: c'était un ecclésiastique.

Quoiqu'il eût souvent occasion de me voir et de me rencontrer, et qu'il sût bien que j'avais guéri plusieurs malades de l'affection qui se rapprochait plus ou moins de son état de souffrance, il se refusait à m'en entretenir et semblait garder un silence calculé.

Cependant, un jour, il me parla de quelques-unes de ces douleurs ; j'étais loin de le soupçonner gastralgique, à cause de sa figure ronde et bien colorée ; mais, désirant connaître la source et la nature de l'affection qu'il m'avouait peu à peu, je lui fis plusieurs questions médicales pour tâcher d'arriver sur la voie; car je commençais à m'apercevoir qu'il s'agissait ici d'une névralgie de l'estomac.

Je lui demandai s'il avait consulté quelque médecin ? Il me dit qu'il avait vu tous ceux du Hâvre et de Rouen qui jouissaient de quelque renommée ; que quelques-uns lui avaient conseillé la saignée du bras, d'autres, la distraction, et des rafraîchissants, d'autres enfin, des sangsues ; mais que, loin de s'en trouver bien, tout lui avait fait beaucoup de mal : les tiraillements et les crampes d'estomac, les malaises généraux et partiels n'avaient fait que s'agraver. Je lui demandai ensuite si ses digestions n'étaient pas pénibles, longues ou très-précipitées ? « J'éprouve tout « cela, me dit-il, et bien des fois il me part de l'esto- » mac une bouffée de chaleur, qui monte assez rapi- » dement vers la tête, surtout au front, s'accompagnant » de sueur froide et de défaillance. Ces angoisses » sont cruelles, et ma grande crainte est de tomber » en faiblesse pendant que je remplis un des offices » de mon ministère. Quant aux digestions, elles sont » souvent lentes, pénibles, quelquefois extrêmement » précipitées, et suivies d'états singuliers, comme ce- » lui-ci par exemple : un jour que je revenais de dî- » ner avec un de mes amis, qui m'avait invité à deux » lieues de chez moi, j'éprouvais aux deux tiers du

» chemin un besoin si irrésistible de manger que mon
» estomac me faisait l'effet d'être complétement
» creux ou vide, et que ne comptant pas sur ma force
» pour arriver jusque chez moi, je me décidai à aller
» frapper à la porte d'une pauvre maison où j'aper-
» cevais de loin de la lumière. Comme, on refusait
» d'ouvrir, je crus que j'allais mourir d'inanition ;
» cependant je recueillis toute mon énergie et je par-
» vins à la porte d'une autre maison dans les champs,
» où l'on me servit du pain que je dévorai; mais il me
» suffit des premières bouchées pour que cet appetit
» si violent fût satisfait et rassasié; enfin je me sentis
» ranimé et j'arrivai au presbytère des Loges en assez
» bon état. »

D'après ce récit, je ne pouvais plus douter de l'existence d'une névralgie gastrique; je proposai en conséquence, à M. M... de commencer l'usage de mes infusions aromatiques : soit trois demi tasses d'infusion de mélisse chaque jour, ce qu'il fit pendant quelque temps, avec grand avantage.

Plus tard, il prit tous les jours ou tous les deux jours, une potion ou seulement une demi potion composée comme suit : Eau commune 60 gram.

Eau distillée de menthe ou de mélisse 30 gram.

Sirop diacode 30 gram.

L'amélioration de tous les symptômes se manifesta assez promptement et avec assez d'évidence pour que les gens de la campagne s'en fussent aperçus. Quelques uns me dirent, en effet, : Qu'avez-vous donc donné à

M. M..., il est *bien dru* maintenant : expression familière aux campagnards du pays, pour exprimer qu'on est bien portant : autrefois il avait l'air de beaucoup souffrir, le voilà bien rétabli. Effectivement il était guéri de sa maladie névralgique ; il ne me parla jamais de sa santé ; mais il me donna des preuves de sa reconnaissance, et il disait partout beaucoup de bien de moi.

DEUXIÈME OBSERVATION.

La dame d'un lieutenant de la douane, habitant sur les dunes dans la commune de Benouville, près des Loges, vint un jour avec son mari, pour me consulter. En entrant la première, elle nous salua et commença son récit. « Je viens Monsieur, parce qu'on m'a dit que « vous guérissiez les gens qui sont atteints de la cruelle « maladie qui me tue peu à peu : j'étais une belle « et jolie femme, il y a quelques années; vous me « voyez maintenant, Monsieur, maigre, pâle et dé- « faite : j'ai tant souffert de l'estomac depuis l'âge de « de 17 à 18 ans !

« J'éprouve au creux de l'estomac une douleur « profonde qui n'augmente guère en appuyant dessus « avec la main ; car, au contraire, quelquefois je me « presse beaucoup cette partie, ce qui semble me « soulager un peu. Bien des fois, aussi je crois que « mon estomac se déchire et que mon corps va se sé- « parer en deux ; j'ai un grand malaise de tout le

« corps, mes membres n'ont pas de forces ; je ne « puis me livrer à aucune espèce d'occupation; il faut « que je me fasse violence pour faire mon petit mé« nage ; enfin je suis découragée et dégoûtée de tout.

« Je m'efforce pour manger, afin de me soutenir « et mes digestions sont toujours longues et doulou« reuses ; je les aide quelquefois avec une petite tasse « de thé, mais je m'en trouve quelquefois très-mal ; « mon estomac se creuse, et je sens depuis peu au « bas de l'os de la poitrine comme une sorte de brû« lure, qui me fait monter vers la tête et sur le front « des bouffées de chaleur, et une espèce de sueur ; « dans ces moments je sens que je défaille « comme quand on va se trouver mal. Voilà, Mon« sieur, les souffrances qui m'accablent depuis plus « de douze ans. J'ai consulté quelques médecins qui « m'ont ordonné des drogues qui m'ont fait plus de « mal que de bien ; mais depuis longtemps je ne fais « plus rien. »

J'examinai avec attention cette dame. Ses traits me parurent justifier la beauté, dont elle avait été douée par la nature; mais le changement était grand en effet : la figure était amaigrie, pâle, retirée, exprimant de vives souffrances ; la langue était un peu rosée au bout, du reste blanchâtre et plate ; les gencives étaient un peu engorgées.

La taille de la malade, âgée alors d'environ 34 ans, était avantageuse ; mais ses souffrances épigastriques la faisaient se tenir un peu courbée en avant ; son tempérament me parut être lympathique-sanguin, et sa constitution molle. D'après tout ce qui précède, nous ne pouvions pas douter un instant de l'existence d'une gastralgie portée à un très haut degré. Le besoin de la soulager étant urgent, nous lui prescrivîmes aussitôt la potion aromatique et opiacée avec le sirop de morphine, comme le cas nous paraissait l'exiger. La malade s'en trouva bien soulagée le même jour.

Nous lui prescrivîmes pour boisson, à continuer pendant longtemps, une infusion de mélisse et d'hysope, et à prendre la moitié de la potion pendant au moins dix jours; et après ce laps de temps tous les deux ou trois jours. Nous reçûmes de ses nouvelles quelques jours après ces prescriptions : elle continuait le traitement, et s'en trouvait de mieux en mieux. Nous ne doutons pas que cette malade digne de toute attention ne se soit entièrement rétablie par la suite. Etant sur le moment de mon départ pour l'armée d'Afrique, où je rentrais en ma qualité de médecin, je ne revis plus cette malade.

Dans ce cas de gastralgie si ancienne et si grave, les partisans extrêmes de la doctrine physiologique auraient vu une gastrite chronique, qu'ils auraient traitée par les sangsues à l'épigastre, l'eau gommée, la diète la plus sévère; et la malade aurait probablement succombé à un traitement si contraire à la nature des maladies névralgiques de l'estomac.

Nous n'eûmes rien à changer au régime; nous

passâmes outre l'hygiène, et la potion fit tous les frais du traitement. Du reste, que nos confrères la mettent en pratique et qu'ils jugent si notre conviction est illusoire.

TROISIÈME OBSERVATION.

La bonne de M. P., pharmacien aux Loges, âgée de 24 ans, d'un tempérament lymphatique un peu sanguin et d'une bonne constitution, digne sous tous les rapports de la renommée des belles cauchoises, souffrait fréquemment, et souvent beaucoup, de douleurs à l'épigastre, de malaises très pénibles à supporter, de faiblesse dans tout le corps, et principalement dans le système musculaire ; son appétit était très variable, capricieux. Elle avait de la répugnance surtout pour la viande et pour tout ce qui ne se digérait pas très facilement ; car ses digestions étaient en général longues, laborieuses et douloureuses ; elle était sans goût et sans énergie pour se livrer à la fatigue, surtout quand il s'agissait de remuer des ustensiles de cuisine ou tout autre objet un peu lourd.

Elle ne s'était jamais plainte de ses souffrances à personne. J'étais un jour au laboratoire avec son maître auquel je faisais l'histoire des symptômes de la gastralgie et des suites qui en résultaient souvent ; je remarquai que cette personne suspendait son travail et prêtait une grande attention à ce que je disais, comme si elle eût intérêt à m'entendre.

Quand elle put penser que j'avais fini mon récit, elle rompit son silence et s'adressant à moi avec tous les signes du respect, elle me dit : *Ah! mon Dieu! monsieur*, vous faites là l'histoire des maux dont je suis accablée et malheureuse depuis l'âge de quatorze ans. Je lui dis à mon tour : mais, ma pauvre fille, comment est-il possible, vous qui me voyez presque tous les jours, que vous ne m'ayez pas consulté. — C'est vrai, Monsieur; mais j'avais toujours entendu dire qu'il n'y avait pas de remèdes pour mon mal. — Vous n'avez donc jamais consulté un médecin ? — Jamais, répondit-elle. — Tranquillisez-vous, lui dis-je, vous serez bientôt guérie. — *Oh ! Mon Dieu !* je serai bien heureuse, répliqua-t-elle.

Faisant alors plus d'attention aux traits de son visage, il n'était pas difficile d'y reconnaître l'expression de la douleur. — Avant mes cruelles souffrances, me dit-elle encore, j'étais fraîche et grasse ; et depuis que j'ai commençai à bien souffrir, je suis maigre, comme vous le voyez. Sa maigreur toutefois n'était pas très remarquable; mais ses traits étaient un peu retirés, et il y avait un fond de tristesse qui dénotait la souffrance dont je viens de parler.

Je la mis sans retard à l'usage d'une infusion de mélisse, durant quelques jours ; ensuite elle prit quelques potions. La malade ne tarda pas à voir se dissiper les symptômes de sa névralgie gastrique, et son embonpoint, perdu depuis de longues années, reparaître.

On voit ici, comme dans un grand nombre d'autres cas, que les malades n'ont jamais ou presque jamais consulté les médecins, parce que toujours on les a entretenus dans l'idée que cette maladie, souvent bien cruelle pourtant, n'était pas susceptible de guérison ; et les médecins ont laissé s'établir une pareille opinion, accusant sans doute la médecine de leur impuissance. Espérons qu'il n'en sera pas ainsi, et que les observations de notre honorable confrère Barras et les miennes ne seront point perdues. La science et l'humanité, voilà le but *sacré* que le médecin philosophe doit toujours avoir en vue !

QUATRIÈME OBSERVATION.

Mlle T., est âgée de 26 ans, d'un tempérament un peu bilieux et nerveux, d'une assez bonne constitution, d'un caractère gai et vif, élevée à la campagne jusqu'à l'âge de 20 ans, où elle se porta toujours bien au milieu d'un air pur, et faisant du reste assez d'exercice. A 21 ans, elle habita une petite ville pendant quelques mois ; sa santé n'y éprouva aucune altération ; il en fut de même du temps qu'elle passa dans une pension de *Toulouse*, située au centre de la ville.

Sortie, 20 mois après, de cette pension, elle alla auprès d'un parent à Bordeaux ; elle s'occupait, sans prendre autant d'exercice que par le passé, du soin d'un petit ménage. Quelques mois après, une sensation douloureuse se fit sentir au creux de l'estomac; cette douleur augmenta peu à peu. Souvent des gaz en grande quantité s'échappaient de l'estomac par la bouche, et toujours avec bruit, en occasionnant une sensation pénible générale ; quelquefois ils passaient dans les intestins où ils causaient des coliques ; d'ordinaire, ils en sortaient difficilement ; cependant, il n'en résultait pas d'accidents graves. Il y avait constipation plus ou moins longue ; il fallait recourir souvent aux lavements pour soulager momentanément la malade, bien que ces injections ne conviennent pas à ce genre d'affection nerveuse.

Insensiblement les douleurs de l'épigastre augmentèrent et furent plus fréquentes. Les gencives de la partie antérieure de la bouche se gonflèrent ; la langue était rouge ainsi que ses bords, jusqu'au niveau de la moitié de cet organe ; il y avait soif fréquente, des éructations incommodes ; le creux de l'estomac était un peu douloureux à la pression des deux ou trois doigts réunis. Ces symptômes avaient des rapports avec ceux qui servent à caractériser la gastrite. Cependant, l'idée primitive d'une gastro-entéralgie masquée ne me quittait pas. J'essayai trois quarts de grain d'opium : ce médicament n'opérait point ou presque point de soulagement ; je réitérais de temps en temps ce médicament; mais son effet était peu sensible; je passai quelques mois ainsi, incertain si j'avais à faire à une gastralgie ou à une gastrite.

Les symptômes devenaient souvent très incommodes, mais toujours peu tranchés entre la gastrite et la gastralgie ; je restais spectateur, en quelque sorte timide, me contentant de faire prendre à Mlle T. une infusion de mélisse ou d'hysope ou d'anis étoilé, qui produisait peu d'effet. Toutefois, cette boisson semblait être plutôt salutaire que contraire : elle provoquait la sortie de gaz par la bouche avec bruit.

Les gencives et la pointe de la langue restaient rouges et le creux de l'estomac douloureux à la pression. Je voulus m'assurer si j'avais réellement à faire à une phlegmasie de l'estomac : j'appliquai dix sangsues sur cette région ; l'effet fut à peine remarquable, mais la malade disait qu'il lui semblait que la douleur de l'estomac lui était plus pénible.

Peu de temps après, persuadé que cette affection était de nature nerveuse, je prescrivis un emplâtre de sparadrap saupoudré de cinq grains d'acétate de morphine sur l'épigastre, laissé en place pendant 6 jours. Il en résulta un calme marqué, mais pas autant que chez d'autres gastralgiques ; car le calme qui en résultait n'était que momentané. Néanmoins la malade vaquait à ses affaires de ménage et conservait en partie sa gaîté. Elle continuait à prendre les infusions de mélisse, d'anis étoilé ou d'hysope.

Quelques semaines après, je fis appliquer un emplâtre de sparadrap saupoudré cette fois de six grains d'acétate de morphine ; l'effet fut meilleur que celui du premier ; mais le bien qui en résultait n'était que d'un ou deux jours de durée. Je voyais néanmoins que la maladie restait à peu près dans le même état. La constipation était permanente, sans être cependant opiniâtre. Mlle T. se soulageait avec des lavements, pris très rarement, car je ne lui en permettais l'usage que le moins possible, parce que ce moyen ne convient pas aux gastro-entéralgiques. Les aromatico-calmants sont mieux appropriés à la nature de l'affection qui nous occupe, ainsi que les toniques. Enfin, bien persuadé que j'avais affaire à une gastro-entéralgie, comme j'en avais soupçonné l'existence à son début, et non à une gastrite, je persistai dans le traitement aromatico-calmant qui réussissait si bien chez tous mes autres malades. La demoiselle prenait tous les deux, trois ou quatre jours la potion que j'ai déjà formulée, et je faisais continuer les infusions aromatiques déjà indiquées.

A diverses époques, à un ou deux mois de distance, la malade se trouvait presque débarrassée de tous les symptômes si incommodes de son affection nerveuse. Mais, cessant le traitement, ils reparaissaient peu à peu. Plus tard, je faisais recommencer le traitement; mais la malade ne prenait de la potion ci-dessus que tous les quatre, cinq ou six jours. Quelques semaines après, la cessation presque complète des douleurs ; nouvelle reprise du traitement lorsqu'elles reparaissaient ; même résultat au bout de quelque temps.

Plus tard, je remplaçai le sirop diacode par celui d'hydrochlorate de morphine ; un meilleur effet fut remarqué, et depuis quelques mois Mlle T. prend une cuillerée à bouche de ce sirop, ce qui équivaut à un demi grain d'extrait d'opium, toutes les fois qu'un peu de douleurs ou de tiraillements d'estomac surviennent ; ces douleurs s'éloignent de plus en plus, et à l'heure où notre ouvrage s'imprime, elles ont presqu'entièrement disparu ; il n'y a pas de doute qu'elles ne reparaîtront plus dans quelque temps.

Tous les autres symptômes se sont dissipés insensiblement depuis quelques mois : tels que la rougeur médiocrement prononcée de la pointe et des bords de la langue, ainsi que le gonflement rosé des gencives, et en grande partie les éructations bruyantes des gaz qui sortaient de l'estomac.

Cette observation est très remarquable par la longue résistance qu'elle a présentée au traitement, que l'on peut appeler *spécifique* ; car, comme on l'a vu dans les observations qui précèdent, tous les gastralgiques en ont été guéris en peu de temps. Celle-ci fait une exception digne d'être notée. La cause de cette prolongation gastro-entéralgique ne peut être attribuée qu'à une idiosyncrasie particulière de la malade.

CINQUIÈME OBSERVATION.

La personne qui fait le sujet de cette étude est une jeune femme de 22 ans, d'un tempérament quelque peu bilioso-nerveux, d'une assez bonne constitution du reste, sans être très forte. Mariée à l'âge de 19 ans, et aujourd'hui mère de deux enfants qu'elle a nourris, et qui jouissent d'une bonne santé.

Cette malade, sœur de la précédente, avait déjà senti quelques douleurs d'estomac deux ans auparavant aux époques de la moisson et des semences, travaux dont elle s'occupait avant son mariage. Pendant l'allaitement de son premier enfant surtout, les souffrances devinrent plus vives à la région épigastrique d'abord, puis, le malaise devint général, et il y eut des heures d'angoisse durant lesquelles toute occupation fut insupportable et impossible.

Il n'y avait point de sentiment de soif anormale ; l'appétit était très inconstant, vorace parfois, nul dans d'autres circonstances ; tous les caprices enfin qui sont le propre des névroses gastriques. La constipation, signe caractéristique de la maladie, était invincible et continue. Dans la grossesse du deuxième enfant, tous les symptômes s'aggravèrent encore, et l'on dut recourir aux conseils d'un médecin ; car la malade était incapable de rien faire durant la moisson qui venait d'ouvrir.

Appelé par la famille dont j'étais déjà connu, ainsi que nous venons de le rappeler, il me fallait peu de temps pour déterminer l'espèce de maladie qui tourmentait la patiente. Aucun médecin avant moi n'ayant prescrit de traitement, j'étais sûr que j'avais à combattre une névrose gastrique qu'aucune médication n'avait compliquée ou dénaturée ; je me hâtai donc, sans tâtonner, de prescrire l'infusion de feuilles sèches de mélisse et d'hysope par petites tasses dans la journée, et au bout de la semaine, la potion aromatique et opiacée, selon la formule qui porte une once de sirop d'hydrochlorate de morphine et que je recommandai de prendre dans la journée, et de répéter le lendemain.

La malade s'en trouva parfaitement soulagée au point de se croire guérie ; mais je la détrompai, et lui laissai le conseil de continuer encore la même potion seulement par moitié tous les deux ou trois jours, en éloignant les prises à mesure que les douleurs du creux de l'estomac deviendraient plus rares et moins sensibles.

Quelques mois après, tous les signes de cette gastralgie avaient disparu avec le fond de l'affection elle-même. J'ai su depuis qu'au retour de la saison des moissons, les douleurs gastralgiques se firent sentir de nouveau ; mais j'ai attribué cette sorte de rechute à ce que, comme je l'appris à mon grand regret, la jeune femme n'avait pas observé jusqu'au bout les conseils que je lui avais donné de prendre les infusions aromatiques et la potion fractionnée quelque temps après la disparition des symptômes de la maladie, comme pour confirmer la guérison. La difficulté que nous avions rencontrée dans la cure de la sœur nous aurait seule fait insister sur les précautions de traitement. Du reste, lorsque les douleurs névralgiques se sont manifestées, la jeune femme n'a pas eu besoin d'exhortations nouvelles pour revenir à l'emploi de la potion calmante dont elle gardait soigneusement la formule. Jamais l'usage de ce médicament n'a failli à l'effet qu'on en attendait.

SIXIÈME OBSERVATION.

En 1833, pendant que je faisais en Algérie un service très pénible comme tous mes honorables confrères les médecins, je contractai une diarrhée, maladie très commune et souvent mortelle dans les pays très chauds. J'obtins un congé de convalescence de trois mois, que je vins passer en France.

En faisant ma traversée de la Méditerrannée, j'observais un jeune enseigne de vaisseau, qui, certains jours mangeait beaucoup, tandis que dans d'autres il ne prenait presque rien à ses repas ; il était triste, et paraissait souffrant. Je fus curieux de savoir à quoi on pouvait attribuer cette variation d'appétit d'un jour à l'autre, et j'interrogeai le jeune homme : « Je souffre me répondit-il, et vous qui êtes docteur, « vous devriez bien me guérir; je demandai quelques « détails, dont voici le résumé :

« Certains jours je sens une douleur et un malaise « tels que mes forces en sont comme brisées ou sus- « pendues; ce sont alors des tristesses et un découragement qui me détachent de tout ce qui peut intéresser

« dans la vie ; dans ces moments je reste immobile, « étendu sur mon lit, n'osant pour ainsi dire pas « me remuer; je ne fais dans ces états là mon ser- « vice que par devoir et forcément. Au reste, comme « vous l'avez remarqué, mon appétit est très bizarre; « tantôt je mange beaucoup, tantôt je ne puis rien « prendre, et alors ce que je m'efforce de manger me « fait beaucoup de mal : mes digestions sont doulou- « reuses, et tellement longues que j'en ai pour un « jour avant de retrouver un peu de calme. J'ai « aussi des gaz dans l'estomac, qui descendent quel- « quefois de cet organe dans les intestins, et ajou- « tent considérablement à mes souffrances. » Vous n'avez jamais rien fait pour cela, lui demandai-je? Rien, me dit-il, notre Major, qui est là, peut vous le dire.

Ce chirurgien, jeune encore, mais instruit et intelligent, me dit qu'il n'avait jamais vu rien faire, par ses savants professeurs dans les hôpitaux de la marine ni ailleurs, contre cette affection.

Le jeune enseigne, me demande enfin si je connaissais quelque moyen d'alléger sa maladie:—Je crois que je puis vous guérir, et assez promptement; vous seriez du moins le seul réfractaire, sur plus de cent personnes atteintes de votre affection, que j'ai eu occasion de traiter avec succès. Du moins je puis vous assurer d'un soulagement prompt et durable. Il me pria de lui écrire ce qu'il devait faire. — Le formulaire du bord n'admettait pas les médicaments avec lesquels je compose mes potions; il fallut attendre notre arrivée à Marseille.

Un an après, je rencontrai ce jeune officier sur la place du Gouvernement à Alger; je lui demandai des nouvelles de sa santé : grâce à votre potion, me dit-il, je me porte bien! Votre ordonnance me suit partout, je suis heureux de pouvoir vous en témoigner ma reconnaissance. Je lui avais ordonné une formule par écrit avec le mode d'emploi.

SEPTIÈME OBSERVATION.

Pendant mon séjour en Afrique, je fus consulté par un cultivateur de ma commune natale, pour un mal d'estomac qui, me disait-il, le faisait beaucoup souffrir, depuis quelques années surtout. Cet homme était âgé de 52 ans, doué d'un tempérament nerveux et sanguin, d'une constitution mixte. Il avait été tailleur jusqu'à l'âge de 30 ans et n'avait souffert que par intervalles assez distants jusqu'à l'époque où il vint réclamer mes conseils.

Les détails qu'il me donnait de sa maladie ne me parurent pas suffisants, pour en bien déterminer la nature; pressé que j'étais, je le priai de voir un médecin de mes amis, qui l'écouterait longuement et me donnerait exactement la note de tout ce qu'il éprouvait. Déjà je préjugeais l'existence d'une gastralgie; mais j'avais quelque peine à croire que cela fût chez un homme âgé de plus de 50 ans, et qui, depuis plus de 20 ans exerçait les travaux de la campagne, que cette maladie se fût établie ; et cependant l'expérience que j'avais acquise à cet égard en Normandie, aurait pu me faire facilement croire à la possibilité du fait.

Enfin, notre confrère vit le malade et m'envoya un exposé scientifique, à la lecture duquel je vis que je ne m'étais pas trompé dans la présomption que j'avais eue sur la nature d'une affection nerveuse gastralgique.

J'adressai la prescription de mes infusions aromatiques de mélisse et de menthe à mon malade, pour en prendre deux fois par jour durant un mois au moins ; et pour plus de simplicité, je recommandai l'application au creux de l'estomac de l'Emplâtre dont voici la confection : — R. Saradrap de la grandeur de la moitié de la main, recouvert de 30 centigrammes de morphine.

Il paraît que le topique agit énergiquement sur le malade : car il dormit, me dit-on, pendant 20 heures de suite ; on eut même des craintes sur l'effet de ce remède, et on allait lui demander de temps en temps qu'il tâchât de se réveiller. A quoi le malade le malade répondait chaque fois et sans s'éveiller complètement ; laissez-moi dormir tranquille ; je n'ai jamais été aussi bien ni aussi heureux qu'à présent.

Il garda quelques jours l'emplâtre, n'éprouva plus un seul symptôme de gastralgie pendant six ans qu'il vécut. Il mourut d'un asthme qui lui survint à la suite d'un refroidissement qu'il prit en se levant, un matin qu'il suait beaucoup.

HUITIÈME OBSERVATION.

M. B..., officier de l'empire en retraite, âgé de 60 ans, d'un tempérament bilieux, d'une assez forte constitution, très irascible, avait eu plusieurs fois à se plaindre de douleurs intestinales, principalement vers la région du cœcum. En 1841, il était mal portant, et souffrait assez souvent des intestins : il avait de la constipation, quelquefois opiniâtre; il maigrissait depuis quelque temps, et il ne faisait rien pour se soulager, croyant, comme c'est le préjugé vulgaire,qu'il n'y avait rien à faire contre ces affections.

Un jour qu'il fut pris d'une douleur plus forte de la région de l'intestin désigné, c'était à Phalsbourg, où j'étais médecin en chef de l'hôpital militaire, je le trouvai très-souffrant ; son pouls était un peu nerveux et plutôt mou que plein et fort,la langue un peu rouge à sa pointe ; mais du reste, plutôt plate que ronde; je palpai la région cœcale, point dont il souffrait le plus; elle était sensible à la pression des doigts réunis. Tout considéré, cependant, je ne trouvais pas, dans la réunion des symptômes, qu'il y eût là une véritable inflammation. Néanmoins, craignant de me tromper,je fis appliquer 10 sangsues sur cette région, qui, comme nous venons de le dire, était extrêmement douloureuse. Je fus revoir le malade une heure et demie après ; les sangsues finissaient de tomber ; elles n'avaient pas tiré beaucoup de sang, et les piqûres n'en fournissaient qu'en petite quantité, ce sang était pâle et même séreux.

J'avais dit au malade de se mettre dans un bain de siége après la chute des sangsues ; mais voyant la pauvreté du sang, j'eus un moment la pensée d'empêcher le malade de se mettre dans l'eau ; je ne le fis pas, je voulus voir l'effet de ces moyens anti phlogistiques. Ils ne furent pas satisfaisants, bien s'en faut : les symptômes allaient en augmentant, au point que le malade jetait les hauts cris; il se désespérait, se jetait sur son lit, en sortait aussitôt; et sans la présence de sa belle fille qui était religieuse et pour laquelle il avait beaucoup d'attachement, le malheureux malade n'aurait pas supporté ces cruelles douleurs, et aurait peut-être attenté à ses jours; mais les prières de cette sainte fille qui le suppliait au nom de Dieu de ne pas se laisser aller à son désespoir, lui donnèrent la force de résister.

Je fus rappelé à la hâte et je ne crus plus à une inflammation, mais bien à une névrose entéralgique ; je m'empressai d'envoyer chercher une potion, composée de 2 onces d'eau comme véhicule, 40 grammes de sirop de morphine, et d'une once d'eau distillée de menthe que je lui fis prendre toute entière. Aussitôt se manifesta un peu de calme, dont je profitai pour faire appliquer de fortes compresses locales trempées dans la décoction de têtes de pavot, et donner des lavements de la même décoction. La crise fut vaincue, je fis continuer ces moyens pendant quelques jours, et tous les accidents disparurent peu à peu ; et à l'aide d'un régime convenable, de potages au gras, de viandes tendres rôties et d'œufs à la coque, le malade se rétablit bien. Je le vis pendant deux ans que je restai encore dans la localité; il n'eut plus de crises.

NEUVIÈME OBSERVATION.

GASTRALGIE GUÉRIE PAR UN MOYEN PERTURBATEUR.

Un riche négociant de Paris, âgé de 35 ans environ, se plaignait souvent de malaise douloureux de l'estomac avec prédominance d'un sentiment très incommode de froid dans la région épigastrique. Dans les accès, l'application d'un corps chaud lui faisait le plus grand bien, et dans l'état ordinaire, il il y tenait sa main appliquée la nuit pendant qu'il ne dormait pas.

Il se plaignait également d'avoir presque toujours froid aux pieds, ce qui est très fréquent chez les gastralgiques ; au total, ces souffrances le rendaient le plus malheureux des hommes, disait-il. Il en avait parlé quelquefois à des médecins ; mais on lui répondait généralement qu'il devait réagir et se distraire; que ces souffrances ne constituaient pas une maladie; qu'elles dépendaient de son tempérament nerveux; et en définitive, les praticiens les plus consciencieux ne lui conseillaient que la patience.

Ce monsieur m'en parla un jour, en me demandant s'il n'y aurait rien à faire; il désirait se marier, et il n'osait pas se décider, de crainte de devenir plus malade, et de faire le *mauvais cadeau de sa personne à une femme*, disait-il.

Cette observation, qui remonte aux premières années de ma pratique médicale, et que je trouve rédigée sous l'influence de mes incertitudes primitives, me rappelle mes appréhensions. Était-ce bien une gastrite chronique que j'avais à traiter. Nous traversions alors ce qu'on appelle la grande révolution médicale de Broussais ; il aurait fallu être très hardi pour oser parler de gastralgie, c'est-à-dire de maladie sans inflammation aiguë ou chronique. Par contre, j'avoue que je n'ai jamais sans répugnance admis l'opinion de la gastrite, partout et toujours. Je pressai donc l'estomac du malade avec les bouts des doigts réunis ; mais le malade n'éprouva qu'une simple sensation de douleur obtuse ; d'ailleurs, la langue était pâle, un peu saburrale vers sa base ; il n'y avait pas de soif anormale; l'appétit était irrégulier, tantôt bon tantôt presque nul.

On chantait aussi à cette époque, merveille de la médecine *Leroy*, dans le monde profane : on citait des cures extraordinaires. Comme j'avais trouvé la langue un peu saburrale, l'estomac peu douloureux, l'appétit irrégulier, je me me laissai distraire de l'idée systématique en vogue à l'école de Paris, et je me dis qu'il ne saurait résulter d'effets fâcheux de l'administration d'un purgatif : je fis prendre celui de *Leroy*. Le malade alla six ou sept fois à la garde-robe.

et le sentiment incommode de froid à l'épigastre et toutes les autres souffrances de cette partie disparaissaient à mesure que le purgatif agissait. Pour abréger le récit de la disparition des autres signes morbides, je n'ai qu'à ajouter que, pendant plus de deux ans, je revis maintes fois le sujet de cette observation, et qu'il n'eut plus de souffrances du côté de l'épigastre.

Mais, dira-t-on peut-être, l'affection de ce malade était-elle une gastralgie ? pour moi, il n'y a point de doute. La gastralgie est une névralgie de l'estomac, ou, pour mieux dire, du centre épigastrique, ce qui n'est pas tout-à-fait la même chose ; car alors la douleur, le malaise, les angoisses, le point brûlant vers le cardia que les malades ressentent, ainsi que les quelques autres symptômes qui caractérisent la gastralgie, peuvent avoir pour siége, le centre nerveux de la vie organique. Or, le malade qui fait le sujet de cette observation, ressentait un froid douloureux local, un malaise général et presque des angoisses parfois ; de l'irrégularité dans l'appétit, du froid aux pieds ; sa langue était pâle, il y avait complication d'embarras saburral des premières voies ; donc, le malade était sous l'influence d'une névrose gastrique, d'une véritable gastralgie.

Quant au diagnostic, il m'en coûte peu d'avouer que n'ayant pas encore alors parfaitement déterminé l'essence et la nature différencielles des névroses de l'estomac et des intestins, je donnai le purgatif Leroy, sur de vagues indices pathologiques ; je savais seulement que la purgation avait son symptôme indicateur; mais j'étais loin de m'attendre à la perturbation curative que celle-ci produisit sur la névralgie gastrique.

Plus tard, lorsque de pareils cas se sont présentés à moi, je n'ai pas agi tout-à-fait de la même manière. J'ai débarrassé d'abord les premières voies, non par le purgatif Leroy, qui dans la généralité des cas aurait exaspéré certainement tous les symptômes nerveux; mais j'ai procédé avec une purgation plus douce, et j'ai donné ensuite ma Potion aromatico-calmante, car je suis loin de croire que des moyens perturbateurs soient faits pour guérir les gastralgies, qui sont des maladies essentiellement nerveuses, comme toutes les observations qui précèdent et la saine raison le prouvent, selon nous.

Le bonheur que nous avons eu dans le cas qui nous occupe est l'effet presque d'un hasard, et le hasard ne sera jamais un guide assuré pour le praticien ; il est inutile d'insister sur ce point. Le lecteur verra bien à quel titre nous publions cette observation.

DIXIÈME OBSERVATION.

Voici un autre cas de gastralgie déguisée, et guérie par un moyen qui peut être considéré comme perturbateur, nous le trouvons dans la Revue médicale de Paris, (cahier du 31 mai 1850, nouvelle série), donnée par M. le docteur *Payan*, chirurgien en chef de l'Hôtel-Dieu d'*Aix*, aujourd'hui représentant de la médication iodée dans la thérapeutique française. Laissons parler l'auteur de cette observation intéressante :

« Nous avons aussi connaissance d'un cas remarquable de gastralgie, simulant à tel point les symptômes d'une maladie organique de l'estomac ou d'un cancer de cet organe que l'on n'en mettait point en doute l'existence, et que par suite, l'incurabilité de la personne était considérée comme certaine, tandis que l'heureuse inspiration d'essayer de l'*iodure de potassium* vint,contre toute attente,mettre sur la voie de la guérison. Le fait m'a paru trop curieux et trop fertile en enseignements pratiques pour ne pas le publier ici.

« Madame M..., femme maigre, âgée de 70 ans, éprouvait depuis deux ans environ, de fréquents et inquiétants dérangements dans l'estomac. Ses digestions étaient devenues de plus en plus pénibles ; aussi la quantité d'aliments qu'elle prenait était tellement réduite, qu'on avait de la peine à comprendre comment si peu de nourriture pouvait lui suffire. Cette excessive sobriété n'avait pu la préserver de l'anorexie, de vomituritions incommodes, qui de temps en temps apparaissaient. Enfin, au mois de février 1842, cet état de l'estomac s'agrava considérablement ; les vomissements, qui auparavant ne se produisaient qu'à de rares intervalles, devinrent plus fréquents, et la malade finit par ne pouvoir prendre que quelques cuillerées de lait et quelque crême d'avéna ou de pain, quelque émulsion cuite, etc. Nonobstant ces précautions, les nausées étaient fréquentes, et les vomissements se produisaient souvent. Ils étaient parfois composés d'une matière brune, noirâtre, comme mêlés de suie ou de marc de café. Il y avait fréquemment aussi du hoquet. A mesure que les vomissements augmentaient, les garde-robes diminuaient ou devenaient de plus en plus rares ou presque nulles : le pouls était petit, tendu, la fatigue était grande, et une douleur sourde se faisait sentir à l'épigastre, sous l'influence de la moindre pression, de la flexion ou de l'érection du tronc; l'amaigrissement était extrême; la malade restait immobile, couchée sur le dos, ne voulant prendre vers la fin qu'une cuillerée à café d'eau gommée ou d'eau laiteuse de temps en temps, ce qui était encore loin de prévenir toujours les vomissements. Le palper de l'épigastre ne faisait percevoir aucune sensation précise de tumeur interne ; cependant le médecin habituel avait pu reconnaître une certaine induration que la concomitance des symptômes indiqués lui faisaient considérer comme dénotant une lésion organique, de nature carcinomateuse de l'estomac et du pylore. Je partageai moi-même, ce désespérant diagnostic.

« Sur ces entrefaites, parut dans un journal de médecine, dans la *Gazette des hôpitaux*, je crois, la relation d'un fait de guérison de squirrhe du pylore, par l'usage interne de l'iodure de potassium qui me fournit l'idée de prescrire la mixture suivante :

Iodure de potassium, 3 grammes,
Eau distillée 100 grammes. M.

à prendre une cuillerée à café, matin et soir, dans environ 30 grammes d'une tisane mucilagineuse.

« L'estomac supporta fort bien ce remède. Dès les premiers jours de son administration, la tendance aux vomissements diminua ; quelques légers aliments commencèrent à passer. En quelques jours, trois ou quatre cuillerées à café furent données à des heures diverses du jour, et les fonctions digestives se rétablirent de mieux en mieux. La malade, qui avait compris toute la gravité de son état, reconnut que le spécifique de son mal était trouvé, et nous vîmes tous avec bonheur revenir à la santé une personne respectable qui semblait l'avoir perdue sans retour.

« L'iodure de potassium, fut cette fois continué pendant environ quarante jours. »

Permettez-nous après cette citation, quelques remarques différentielles, que nous ne faisons ici que parce que M. Payan a nommé cette maladie une *gastralgie.*

Si l'on guérissait le cancer de l'estomac et des autres parties du corps, je croirais devoir attribuer la guérison de cette maladie à l'iodure de potassium ; mais je ne pense pas qu'on eût affaire à cette cruelle et désespérante maladie. Quelle était donc cette grave affection, qui amena la malade aux portes du tombeau? L'honorable et savant auteur l'appelle *gastralgie*. Je ne la considère pas comme telle; elle ne ressemble par ses symptômes à aucune des névroses gastriques dont je rapporte les observations. L'auteur finit par la reconnaître non comme une gastralgie; mais bien comme un reste de virus syphilitique, à la suite de renseignements qu'il a eus sur la conduite du mari de la malade. Ainsi, ne disons pas positivement que l'iodure de potassium guérit la vraie gastralgie nerveuse, mais bien la syphilis; car ce remède semble être le nouveau spécifique de cette hideuse affection. M. Payan en obtient de merveilleuses et nombreuses guérisons.

ONZIÈME OBSERVATION.

Un petit marchand, âgé de 50 ans, d'un tempérament lymphatico-nerveux, d'une constitution médiocrement forte, presque constamment renfermé dans sa boutique, rue Saint-Denis, à Paris, était souvent atteint de douleurs dans l'abdomen et de constipation, qui finissaient assez souvent par engendrer une quantité considérable de gaz dans les intestins, et un état de souffrances si pénible qu'on craignait chaque fois de le voir succomber. Il restait ordinairement plusieurs heures de suite dans ce triste état, pouvant à peine parler. On parvenait pourtant à le rétablir par des frictions faites sur tout le ventre, avec des linges chauds de laine, et quelques potions dont on ne put me dire la composition ; car on appelait un médecin différent chaque fois que ces crises le prenaient.

Un jour je fus appelé en toute hâte auprès de ce malheureux malade ; je le trouvai dans son lit, l'abdomen ballonné par une quantité de gaz considérable et se tordant pour des coliques atroces. A peine pouvait-on le contenir dans ses agitations tumultueuses. Je remarquai que le ventre offrait plusieurs bosselures grosses comme le poing ; c'étaient des nœuds en peloton formés sans doute par les intestins contractés; il était évident que sujet souffrait d'un accès de névrose entérique, affectant particulièrement les gros intestins.

Dans l'état d'urgence je ne balançai pas à administrer ma potion aromatico-opiacée à prendre d'un seul trait ; les circonstances justifiaient assez ma conduite, et je voulus assister à l'effet produit par cette ingestion médicamenteuse, pour certifier mon diagnostic. L'impression du liquide fut presque immédiate et j'eus la satisfaction de voir se dissiper insensiblement les gaz par haut et par bas, ainsi que les souffrances, dans l'espace d'une heure et demie environ que je restai auprès du malade. Je le revis le lendemain ; son ventre était revenu à son état ordinaire ; il était souple, le malade ne souffrant plus, si ce n'est d'une lassitude qui était facile à concevoir.

Je l'engageai à prendre une seconde potion dans la journée, partagée en deux fois, et de faire usage d'une infusion de mélisse ou de menthe, une demi tasse, matin et soir. Je vais garder votre ordonnance avec soin, me dit-il en cas que je sois repris de mes vents et de mes coliques; je ne l'ai plus revu. La potion lui aura sans doute réussi, s'il a éprouvé des récidives de son entéralgie.

DOUZIÈME OBSERVATION.

La personne qui fait le sujet de cette observation est une jeune fille de 17 ans, douée d'un tempérament lymphatique, sensiblement sanguine, d'une constitution faible; dès l'âge de 15 ans, époque de sa formation nubile, elle commença à éprouver des malaises généraux et une douleur dans la région épigastrique, un état de fatigue musculaire, même après des jours de repos vint agraver le sentiment de tristesse qui s'emparait du moral. L'estomac se remplissait de gaz qu'elle rendait après de longues souffrances, par des éructations bruyantes qui la soulageaient momentanément.

L'appétit, qui s'était assez bien soutenu dans l'origine de l'affection, était devenu très irrégulier; il eut tous les caractères nerveux, excepté celui que nous avons souvent rencontré impérieux et vorace; la jeune personne n'éprouvait jamais le besoin de manger, ce que nous devons attribuer au peu d'ancienneté que présentait la maladie.

La langue, un peu rouge à sa pointe et rosée sur ses bords, était plate; la pression sur l'épigastre était légèrement sensible, mais la pression continue des vêtements était insupportable. Le froid des extrémités était presque permanent, surtout vers le temps qui précédait les retours de la période menstruelle; le sang était en petite quantité. Les urines claires et abondantes font présumer l'état de constipation prolongé dans lequel se trouvait la jeune malade; du reste point de soif anormale; le sommeil était bon et le pouls ordinairement régulier.

Comme tous les gastralgiques en général, celle-ci avait appris de bonne heure que les médecins et la médecine n'ont pas de remède ni de régime qui puisse alléger ou combattre ces sortes d'affections; elle souffrait donc en patience sous les yeux de ses parents, convaincus, comme elle, que ces souffrances d'estomac sont au dessus des ressources de notre science.

Ce n'est pas pour le traitement de la névralgie, que nous fûmes donc appelés près de cette demoiselle ; avec le commencement du printemps, s'était développé spontanément, un engorgement des glandes de l'aine droite qui prirent la dimension de grosses noisettes pressées l'une contre l'autre : la marche et le mouvement en étaient à la fois gênés et douloureux.

C'est contre ce nouvel accident qu'elle venait réclamer nos conseils et notre assistance.

Il est à remarquer que depuis que cet engorgement existait, les douleurs névralgiques du côté de l'estomac s'étaient peu à peu dissipées avec le cortège des malaises qu'ils entraînent. Ce fut pour nous une nouvelle occasion de vérifier l'observation du père de la médecine, qui nous enseigne qu'entre deux travaux morbides simultanés, le plus intense obscurcit ou absorbe l'autre; c'est une de ces mille dérivations pathologiques que les médecins sont à même de constater tous les jours dans leur pratique.

Je n'eus donc qu'à m'occuper des glandes inguinales, pour lesquelles je prescrivis le repos absolu et les applications émollientes, et je me préparais à combattre après leur réduction, la gastralgie si elle n'était que dérivée, c'est-à-dire si elle reparaissait après l'accident qui en avait suspendu les effets sensibles.

Or, de même que les symptômes gastralgiques s'étaient évanouis à mesure de l'engorgement glandulaire, de même ils se renouvellaient à proportion que celui-ci cédait à nos soins. Au bout de 15 jours en effet, les glandes étaient revenues à leur volume naturel, et la jeune personne souffrant comme auparavant des douleurs épigastriques, de l'accumulation des vapeurs spasmodiques de l'estomac de la constipation, de tous les malaises enfin qui sont attachés à la gastralgie.

L'espérance que je lui avais donnée de la soulager de ses maux, s'ils reparaissaient, fit que la jeune malade revint près de nous. Il nous restait peu d'informations à prendre après celles que nous avons déjà recueillies aux premières consultations. Je passai tout de suite au traitement qui m'a déjà tant de fois réussi dans les cas analogues, et je prescrivis la potion diacodée dont j'ai déjà donné la formule dans le cours de cet ouvrage. La malade en prit quatre en 8 jours, c'est-à-dire la dose d'une demi potion par jour, qu'elle accompagna, selon notre conseil, de deux tasses d'infusion de mélisse.

Dans ce cas, comme dans les cas qui précédent, l'effet thérapeutique ne se fit pas attendre ; dès les premières prises, c'est-à-dire au mieux sensible qui en résulta, on put juger que l'affection était atteinte et qu'elle céderait complètement ; le résultat fut conforme à cette présomption.

Ici, comme dans tous les traitements de névralgies, que je me suis fait un devoir particulier de publier, je ne pris aucun souci du régime, je ne vis rien à changer ; la confiance que j'ai dans l'effet curatif de ma potion opiacée et dans les infusions aromatiques me dispensent de tout autre soin accessoire. Mais il ne faut pas oublier que les cas de gastralgie que j'ai eu à traiter sont tout différents de ceux qui échurent à notre honoré confrère le Dr Barras : ainsi tandis que ce médecin n'eut occasion de voir dans Paris, que des névralgies gastriques détériorées par des traitements antiphlogistiques portés jusqu'à l'excès et poursuivis jusqu'au marasme des patients, par les physiologistes de l'école de Broussais, nous au milieu de la campagne, appelé par des malades qui n'avaient jamais eu recours aux médecins, nous ne vîmes en général que des gastralgies vierges de toute médication subversive ou inutile.

Voilà probablement la différence qui explique les succès durables que nous contestons à Barras ; nous avons dit en effet, en parlant de la manière avec laquelle ce confrère pense guérir les gastralgies et les gastro-entéralgies, qu'il ne suffit pas d'une appropriation du régime, qu'il ne suffit pas de prendre une alimentation plus tonique, qu'il ne suffit pas enfin de prendre le contre-pied alimentaire des physiologistes, mais qu'il faut aboutir à une médication proprement dite, à une matière médicale, en un mot, pour venir à bout de ces névroses.

Barras n'ayant eu sous les yeux que des victimes exténuées de la doctrine physiologique, a pu, par le régime reconfortant et tonique, relever ses malades de l'extrémité où les avaient conduits les spoliations sanguines, les boissons délayantes et mucilagineuses, les lavements émollients, les applications débilitantes de toute nature, la diète perpétuelle; mais il ne devait pas confondre : ses malades étaient sous le coup de deux maladies qui se compliquaient : 1° la maladie de faiblesse et d'exténuation, résultat du traitement antiphlogistique ; 2° la gastralgie. Or, nous croyons pouvoir l'affirmer, Barras, en relevant les malheureux des effets subversifs de la médecine physiologique, semblait, par ce régime d'ailleurs conforme à la thérapeutique des névroses gastriques, guérir la maladie; mais il est évident qu'il ne l'atteignait pas dans son fonds essentiel ; nous voulons croire qu'il l'influençait dans ses accidents en donnant à l'organisme une force qui servait au moins à résister à l'affection nerveuse; mais voila à quoi se borne le régime, quelque succulent et quelque approprié qu'il soit, dans le traitement des névralgies gastriques.

Barras, pour faire comprendre notre position respective, mis en face des Gastralgiques qui se confièrent à nos soins, n'eût rien produit, et il eût vu l'illusion de sa thérapeutique purement alimentaire et hygiénique: il aurait vu l'insuffisance de ses moyens, et jamais il n'eût prononcé ces paroles qui ne sont pas d'un médecin de son intelligence ni de son expérience: *inutilité des médicaments et inconvénients des médications.* Je ne dis pas qu'il n'eût produit un effet passager sur mes malades; la cuisine des villes et la richesse organique d'une alimentation luxueuse eussent dû modifier sans doute pour un temps les souffrances des paysans de la Normandie; mais eût-il été possible? D'ailleurs, Barras en présence de la femme du pays de Caux, fraîche et avec toutes les apparences de la santé et de la force, n'eût pas eu la pensée de guérir les malades en les nourrissant mieux ou autrement; ces idées ne viennent naturellement qu'en présence des victimes depuis longtemps vouées aux pratiques de la méthode antiphlogistique. Barras aurait donc eu devant lui s'il eût été à notre place les mêmes idées que nous eussions eues si nous avions été à la sienne ; mais nous devons le dire, je ne sais si cela tient à des principes de médecine plus rationnels et plus solides ; jamais, il nous semble, rien n'eût pu nous faire écrire qu'il est des maladies proprement dites comme les gastralgies, qui guérissent sans médicaments, et auxquelles même les médications proprement dites soient contraires.

Nous n'entendons pas, comme les matérialistes, que ce soit la matière du médicament qui va directement guérir les maladies et conjurer les affections, nous sommes, grâce à Dieu, bien loin d'une pareille doctrine ; mais nous pensons que les médicaments sont des éléments matériels dans lesquels résident des principes à l'occasion ou à l'approche desquels ce que notre maître Hippocrate appelait la *nature médicatrice* est sollicité ou reçoit les moyens de lutter et de vaincre les maladies qui grèvent nos organes ou nos fonctions; car il y a pour nous des maladies organiques et des maladies fonctionnelles.

Telle est notre manière de voir et de penser dans ces sortes de questions, et voila pourquoi aussi nous fussions-nous arrêté devant les propositions que nous reprochons à notre très regretté confrère, quelques nombreux et déterminants qu'eussent été les exemples de névralgiques revenus à la santé par le fait du régime. Mais je me plais à revenir à ma thèse : Barras, en présence de malades gastralgiques qui n'avaient rien fait, rien pris contre leur maladie, qui vivaient d'une nourriture qu'on ne pouvait que très difficilement changer, qui habitaient les champs qu'ils travaillaient, aurait changé de méthode et n'eût jamais publié l'inutilité et les inconvénients des médications proprement dites, j'entends de toute matière médicale. A la vérité, pour conclure nous devons avouer que nous ne croyons pas, quelque amélioration organique qu'il ait dû produire par des aliments sur ses malades, qu'il les ait guéris, c'est à dire que les névroses gastriques aient été atteintes dans leur fonds morbide.

Quant à nous, pour être complet après cette discussion, nous devons terminer en disant que nous approuvons intégralement le régime de Barras; mais que notre confiance en général repose entière sur l'action des médicaments, et en particulier pour les névralgies de l'estomac, du centre épigastrique et des intestins, sur celle des plantes aromatiques et des opiacés, employés, comme nous l'avons fait, dans notre pratique et enseigné dans le cours de l'ouvrage que nous publions aujourd'hui.

FIN.

TABLE DES MATIÈRES.

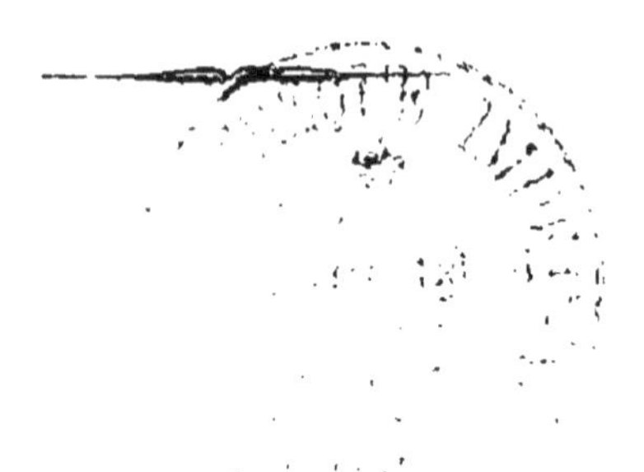

PREMIERE PARTIE.

TROISIÈME PARTIE.

CINQUIÈME PARTIE.

SIXIÈME PARTIE.

QUATRIÈME PARTIE.

DEUXIÈME SÉRIE D'OBSERVATIONS PRATIQUES.

www.ingramcontent.com/pod-product-compliance
Lightning Source LLC
Chambersburg PA
CBHW060423200326
41518CB00009B/1462

* 9 7 8 2 0 1 3 7 3 6 2 2 0 *